あなたは
5秒で
熟睡できる

You can sleep well in 5 seconds

医学博士　松原英多

ロング新書

まえがき

この本は、眠り上手になるためのものである。短眠を勧めているのではない。熟睡を伴う眠りであれば、短眠も不可能ではない。事実、私は三時間睡眠で、三十年来、健康に過ごした経験を持っている。必要に応じて、やむなく行った短眠である。やって出来なくはないが、さりとて勧めたくもない。

大変重要でありながらも、今まであまり触れられることのなかった眠り下手と、眠りの効用について、医師の立場からまとめてみた。

はじめに申し上げておきたいのは、睡眠には四つの、忘れてはならない基本事項があるということである。

まず、いわゆる〝眠り下手〟がすなわち不眠症であると考えてはいけないということ。下手は下手なりに、工夫があれば、そして時間がくれば必ず眠れるものなのである。それなのに、すべて不眠と決めつけることは間違っている。

二つ目に、われわれ人間は、生活のリズムを乱してはいけないということ。地球上の生物は、すべて各々が各々のリズムによって生活している。そのリズムが乱れれば、様々な不都合が生じてくる。

人間は、自分自身のリズムと、社会のリズムという、二重のリズムの中で生活している。いくら眠り下手の人でも、自分自身の体内リズムがある限り、時間がくれば必ず眠れる。しかし、一方でそれが社会リズムに一致しない場合には、やはり不都合となってしまう。

三つ目に、自律神経というものを軽視してはいけない。自律神経は、交感神経と副交感神経に分かれている。前者は活動の神経であり、主として昼間を支配している。後者は安らぎの神経で、夜間を支配する。したがって、睡眠は当然、副交感神経と深いつながりをもってくる。

しかし、眠り下手の人で、この副交感神経に注目する人が少ない。たとえ眠り上手であったとしても、交感神経の猛り狂っているときに眠れるものではない。まして、生活リズムを乱し、自律神経に逆らえば、眠り下手はますます下手になり、眠れなくなる。

最後に、本能を満足させてこそ、眠りは訪れるということである。ここでの本能は「群れ、食、性」の三つである。

「本能を満足させるまでは努力を重ねるが、ひとたび本能が満足すれば眠る」とは生理学の定義でもある。

つまり本能が満足されれば、動物は必ず眠れるのだ。それも深い眠りが可能になる。群らがることで安心し、安眠する。さらに食、性の充足によって眠たくなるのは、誰しも経験があるはずだ。

本書は、眠れなくて悩む人、さらには眠ることで脳力・体力をアップさせたい人の最良の友となるだろう。

是非とも本書を友として、熟睡を入手してもらいたい。

また、故平野修助元東邦大学学長、故大岡良子同大学医学部長に、本書を捧げることをお許しいただきたい。

松原英多

もくじ

五秒でたちまち睡魔に襲われるこの方法　76

III

より深く眠り、さわやかな目覚めを生むこの秘訣

熟睡するには三つの〝本能〟を満足させろ！

短時間でもあなたは必ず熟睡できる！　113

爽快な目覚めはこうして訪れる！　120

Ⅳ　いつでも、どこでも眠れる〝自在睡眠〟の秘密　131

I

不眠・眠り下手は人生を狂わせる!

「朝がつらい」と思う人は眠り方が間違っている！

●こんな眠り方があなたの人生をダメにする

なにがつらいといって、眠れないことほどつらいものはないだろう。

明日の仕事を考えれば、どうしたって今夜眠っておかなくてはからだがもたない。眠ろうと思えば思うほど、目が冴えてくる。さっきから羊だって何千匹かぞえたことか。

それにひきかえ、隣りに眠る人はどうだろう。

枕の上に頭をのせたとたんに寝息がきこえる。数秒後にはもういびきだ。同じ人間でありながら、アイツはなんたる幸せ者。そして自分はなんたる不幸者。

眠りは人生の三分の一に相当する。〝自分は貴重な三分の一をまったくムダについやしている〟――頭のなかで悪魔のコビトたちがほくそえみながらかけずり回っているだろう。

なぜ眠れないのか、焦りを越えてくやしくなってくる。午前二時、三時はとっくにすぎたはず。眠れないままに夜も明けるだろう。ついに〝なんとかしてくれ〟と悲痛な叫び……。

不眠に悩む人たちはみな、こんな思いで夜をすごしているにちがいない。

いや、これくらいの焦りは序の口だ。なかには自殺をはかる人もいる。私の出会った不眠患者の多くは、夜について語りだすと、自分でもわからないうちに泣いてしまう。

「私は夜が怖い」

これほど不眠の心理を巧みにいいあらわしたことばはないだろう。

しかし、ここでは「夜が怖い」といった抽象的な表現はやめよう。もっと現実的に不眠を見る必要がある。

不眠は人生を狂わすものである。不眠でなかったら、もっと好転したにちがいない人生をもつ人は少なくない。

第一の理由は時間のムダ使いである。人生の三分の一は眠りといわれる。が、完全不眠は存在しないのだから、四分の一か五分の一が本当の数字となるだろう。平均年齢八十歳とすれば、二十年から十六年。

これほど長期の損失があっては、人生が狂っても当然ではないか。

不眠にはもっと大きな損失がついている。もともと眠りとは次なる活動への準備期間である。眠りは立派な生理現象である。

つまり、眠っているあいだに知力と体力がつくられるのである。

ここで誤解があってはいけない。眠りは知力、体力を回復するというより、新たなる創造である。

知力、体力の創造がないとすれば、年月の経過より、大きな損失を覚悟しなくてはなるまい。

夏目漱石や芥川龍之介が不眠でなかったら、もっとすばらしい作品を残したことだろう。また、アインシュタインが熟睡できたら、相対性理論以上に物理界は変わったかもしれない。

なにしろ眠りは知力、体力の創造の場である。ということは、不眠だったからこそ作品がつくられたという逆説は成り立たないのである。

●さわやかな朝の目覚めがなければ、それは不眠

不眠はたしかに知力を損なっている。世に神経症という病気がある。平たくいえば神経質。

神経症はまことに変わった一面をもっている。原因は精神的ストレス。心の葛藤によるといわれている。

だが、これは誤解の塊りと見なすこともできるのだ。

〝高い所では、なにか「おそろしいこと」が起こる〟といった誤解の高所恐怖症。心臓が悪いにちがいないと誤解する心臓神経症。鍵をちゃんとしめたにもかかわらず、しめ忘れの誤解に悩む強迫観念症。これらは誤解の塊りなのだから、もう少し正しい判断力があればすべて氷解する病気でもある。

正しい判断力。これを「知力」とは見なせないだろうか。

いや、正しい判断も知力の一部なのである。その証拠に、神経症患者のほとんどはいろいろな型の不眠にも悩んでいる。

不眠による知力の働きが低下して、正しい判断力が欠ける。もし彼らに充分の睡眠があったなら、正しく病状を判断して、その不合理性に気づくはずである。そして神経症は全快、もしくは全快にグンと近づくだろう。

しかし、それはムリかもしれない。不眠自体が誤解によって始まっているのだから――。

不眠はたしかに誤解の産物である。が、誤解問題はあとまわしにしたい。本書を読みすすまれれば自然と解決される問題だからだ。

不眠は夜に始まる生理現象といった短絡的な、しかも平面的な捉え方をしてはいけない。さまざまな要素の組み合わせによってつくられているものなのである。

だからこそ、不眠は一定の型にはまらない。不眠の型はいろいろに変形して現れてくる。電車に乗ればすぐに眠くなる。でも、床に入ってもなかなか寝つけない。浅い眠りのために、時間的にはたっぷり寝ても目覚めたときの満足感、充実感がない。夜中に必ず一度や二度は目が覚める。そして、目が覚めてからの不眠。また、やっと眠れたら、もう朝……などなど。

だが、ここに多くの不眠の型に共通するものがある。不快、不満きわまる朝の目覚めである。不眠の一部として、不快や不満にみちた朝の目覚めは絶対にさけなくてはならない。朝で不眠の夜が終わるとでも思ったら、それは早計にすぎる。不眠は朝にこそ始まるのである。

逆にいえば、さわやかな朝の目覚めがなければ、やはり不眠ということにもなってしまう。

●寝起きの悪い人は昼の生活に注目せよ！

不眠にはさわやかな朝の目覚めがない。事実、不眠患者の一日はきわめてブルー、憂うつなものだ。そして、ブルーな一日は不快な朝で始まってくる。逆説的になるが、さわやかな朝の目覚めさえあったら、前夜の睡眠時間、眠り方はほとんど問題にならないのである。

朝は不眠症にとって重要なポイント。にもかかわらず、不眠に悩む人の目は決して朝に向いてはいない。

不眠はつらい。一刻も早く治したい。そして結果を急ぐあまり、注意のすべてが夜に向いてしまう。これではいけない。根本的な問題解決からますます遠のくこととなる。

眠りは決して夜に始まる生理現象といった、単純なものではない。また、夜も忽然と現れはしない。一日の時間の流れのうちにやってくる。同じように、眠りも一日の行動のなかのひとつなのである。

人間の行動は決して単独、独立的なものでなく、常に前後の行動と深いつながりをもっている。いってみれば長くつながった連鎖。だからこそ、「因果」なることばがりっぱに通用するわけである。

不眠にもはっきりとした〝因果連鎖〟が存在する。眠れないのには、それなりの原因がある。ただ、多くの原因が夜と無関係な時間帯にあるため、その因果連鎖に気づきにくいだけなのだ。

不眠に悩む人は決して原因を夜だけに求めてはいけない。むしろ朝、昼間に求めるべきである。きっと、いままで気にもしなかったわずかなことが、強い原因となっているはずだ。

正しくつながれていた連鎖が、どこかでかけちがいを生じる。かけちがいは時間とともに連鎖の上を進み、いつしか巨大化する。そして最後には人生を狂わすほどの不眠に育ってしまう。

——不眠退治は朝から始まる。

この考えを決して忘れないでほしい。

寝つきの悪さはこれが原因だ！

●不眠を退治する三つの条件

不眠退治には、昔から相当の苦労がはらわれてきた。

浴びるほどに薬をのむ。肝機能が完全ダウンするまでのお酒。さらに耳栓、アイパット の登場におよぶ。たしかに無効ではない。が、根本的な解決策にはほど遠い。

不眠退治の根本策は、個々には後ほどのべるが次の三つである。生活リズム、自律神経の調整、基本本能の満足。これらの三条件が上手に組み合わされれば、いかなる頑固な不眠もたちどころに退治されてしまう。

「本当？」

長年不眠に悩んできた人には、にわかに信じられないかもしれない。信じられない人のために、三条件と眠りの関係を不眠の型で説明したいと思う。

ひと口に不眠といっても、それぞれ型がちがっている。まずは不眠を分類、整理してみよう。あなたの不眠がどの型に属していて、三条件といかにつながっているかを調べてもらいたい。

●「入眠困難型」の原因は生活リズムの乱れと自律神経の不調和

不眠の型のなかで最もポピュラーなのが「入眠困難型」。それだけにこれは数も多い。いわゆる寝つきが悪いといったものである。

床のなかに入っても、なかなか眠れない。眠るどころか妙に頭が冴えわたってしまう。やがて「まんじりともしない夜」という強迫観念にせめられる。

しかし、皮肉である。この型は寝つきこそ悪いが、そのうちに必ず眠ってしまう。まんじりともしないのは文字の上だけなのである。

眠れれば結構、と安心するのはまだ早い。寝つきが悪いので、当然入眠時刻が遅れる。遅れた結果、熟睡が明け方近くになるのである。したがって、目覚まし時計のベルがなりひびくころは、熟睡の真っ最中ということになってしまう。

入眠困難型は熟睡の真っ最中にたたき起こされるのだから、さわやかな朝の目覚め感はまったくない。

結果、常に睡眠不足になげくこととなる。

入眠困難型の原因は生活リズムの乱れと自律神経の不調和によっている。

人間はもともと昼型動物である。昼働いて夜休むといった型だ。これが人間の生活リズムの基本になっている。その生活リズムに合わせて、自律神経のうちの活動的な交感神経が、昼間精いっぱい働く。

そして夜には安らぎの副交感神経と交代する。

しかし、生活リズムが乱れて夜型人間となったらどうだろう。朝の起床時刻は大幅に遅れるし、入眠時刻も遅れることになる。もし、あなたが自由業だったら、夜型人間でも何とかしのげる。だが、昼型社会、つまり一般の会社や学校生活があるとしたら、たちまち入眠困難型不眠の障害が現れる。

入眠困難型は決して不眠ではない。ただ、自分の生活リズムと社会リズムが一致していないだけのことである。

入眠困難型の人はつらくても早起き型の定刻起床をつづけるべきである。定刻の早起きが習慣になれば、入眠時刻も早くなる。しかも、寝つきはきわめてスムーズ。さらには熟睡も可能になるし、さわやかな朝の目覚めも約束されるだろう。

生活リズムをわずかに、定刻型早起きによって修正。これだけでおどろくほどの効果が期待できる。

生活リズムと社会リズムの一致は、いかなる型の不眠にも有効だ。不眠退治の第一歩として試みるべき方法である。

テレビタレント、映画スターといった自由業者には、この型の不眠が非常に多い。そして早起き療法で不眠退治に成功した例も少なくないのである。

夜型人間の代表者にはかつての英国の宰相ウィンストン・チャーチルがあげられる。チャーチルも軍隊時代には夜型のための不眠に泣いた。そして自由業同様の政治家になって以来、夜型生活を改める必要がなくなったと、うれし気に告白している。

チャーチルは特例中の特例。一国の宰相におさまれる自信のない人は、一刻も早く昼型人間に戻って、入眠困難型の不眠を解消すべきである。

●なぜ夜中に目が覚めてしまうのか

「熟睡困難型」も不眠のなかでは多くみられるものだ。入眠困難型とともに不眠界の両横綱といったところである。

熟睡困難型は寝つきこそあまり悪くはないが、夜中にたびたび目が覚めてしまう。目が覚めたとしても、再入眠が容易な人ならばさしたる問題は起こらない。

だが、再入眠が困難となると、一大事である。ちょうど、入眠困難型が真夜中からスタートするような形になって、朝がまことにつらい。また、目覚めるのが真夜中だけに、本人には熟睡が大いにそこなわれた感じがする。そこで熟睡困難型の名がついている。

しかし、本人の感ずるように熟睡がそこなわれているかは大いに疑問である。

元来、眠りはひと晩のあいだに数回浅くなったり深くなったりしている。眠りが深くなったときには、相当のショックでも目覚めないのが普通である。ひとりでに、それもたびたびとあれば、どうしても目覚めるのは眠りが浅くなったときにかぎられる。

つまり深い眠りや熟睡はちゃんと確保している。だが、たびたび目覚めるだけ、やはり睡眠不足とも感じるだろうし、不眠と誤解することもあるだろう。

不眠は誤解の産物と前にのべた。誤解は真夜中にだって顔を出す。

熟睡困難型は自律神経の乱れが主な原因となっている。眠りの浅い深いを専門的には「レム睡眠」「ノンレム睡眠」と呼んでいる。そしてレム睡眠には副交感神経が、ノンレム睡眠には交感神経がそれぞれ組み合わされている。

浅い眠り、つまりレム睡眠中に目覚めてしまうのは、交感神経のためである。交感神経と副交感神経は遊園地にあるシーソーの動きに似ている。片方が働けば、自動的にもう一方が休むといった形なのである。

浅い眠り、つまりレム睡眠中に目覚めてしまうのは、眠りが覚醒意識に近づき、ときには突入するからだ。その結果、目覚めを意識する。

レム睡眠がいかに浅い眠りだからといって、覚醒意識に突入して、目覚めたのでは浅すぎる。自律神経的にいえば、副交感神経が休みすぎ。そして交感神経が必要以上にオーバーとなったためである。

しかし、こうした自律神経の不調和は夜中に始まったものではない。昼間からの、いや朝からのつづきかもしれない。自律神経が乱れやすい体質、または環境を作り出しているのである。

不調和の結果が、睡眠のリズムを乱して熟睡困難型の不眠をつくり出す。

熟睡困難型の治療は生活リズムの調整ばかりでなく、自律神経の調和にも目を向けてもらいたい。自律神経の調和が保たれれば昼間も元気よく活動できる。そして、夜中の目覚めも解消され、ひと晩中安眠を楽しめることになる。

ちなみに高齢者になると、夜間トイレにかよう回数がふえることがある。「夜間多尿」と呼ばれる症状だ。年齢を考えると夜間多尿も生理的といえるかもしれないが、トイレのたびに入眠困難が生じては、それこそ生活の質が低下する。

夜間多尿のために目覚めるのは熟睡困難型ではない。老化のため膀胱の張力が減少して、少量でも尿意を感ずるために目覚めるのだ。同じ夜間たびたびの目覚めでも、原因がまったくちがうので、混同しないでもらいたい。

●「夕べ一睡もできなかった」はウソ

「睡眠無自覚型」というのがある。この型はたいへんユーモラスなものである。もちろん、当人にとってはユーモラスどころの騒ぎではない。なにしろひと晩中眠れないのだから。

睡眠無自覚型の説明には、隣りに寝ている人の証言が大切となる。

「本人は眠れないといっているが、そんなことはありません。隣りの私のほうがいびきで眠れないのです」

要するに、眠れないと本人だけが思いこんでいるのである。実際には大いびきで眠っているくせに。

もともと、眠りは一種の失神であり、意識を失えばほとんどなにもわからないが常である。夜中に熟睡していたこともわからない。

熟睡どころか、睡眠そのものも記憶に残らない。記憶にあるのはぼんやりとした意識のある入眠期と目覚めのときだけ。肝心の熟睡期間がぬけてしまうのである。

忘れてしまっては話にならない。いくら他人が大いびきで眠っていたと証言しても本人は知らん顔。睡眠不足に悩む結果となる。

冒頭にのべたように、この型はたいへんユーモラスだ。でも、当人の悩みは非常に強い。周囲の人が「眠っている」といえばいうほど、眠りへの自覚がうすれ、さらには周囲の人への不信感へと発展してしまう。

睡眠無自覚型の亜流に面白いものがある。熟睡感がないというのではなく、目を覚ましてちゃんと時計のチャイムも数えている。もちろん周囲の人の証言によれば、本人はたしかに眠っている。なにやらミステリーじみてくるではないか。

では、ミステリーの謎ときをしてみよう。熟睡困難型の項でも話したように、眠りはひと晩に数回浅い深いをくり返している。一般の睡眠ならば浅いといっても目覚めるほどではない。だが、交感神経の緊張の強い人では目覚める寸前にまでいってしまう。

目覚める寸前といえば、おぼろげながら意識も記憶もある。周囲の様子も、ややだが、わかるくらいだ。

こんなときに運悪く時計のチャイムが鳴ったらどうだろう。チャイムの音だけが意識に残ってしまう。

「二時、三時、四時のチャイムも全部聞こえた。つまり、自分はひと晩中起きていたんだ」となる。もちろん、おぼえているのはチャイムのときだけ。あとは周囲の人の証言通りに大いびきである。

でも、本人は固く眠っていないと信じ込む。それだけに始末がより悪い。浅い眠りも罪つくりなことをするではないか。

睡眠無自覚型の原因は二つに分けられる。自律神経の乱れと、レムとノンレムの関係である。

完全無自覚型は、睡眠リズムをみるとよくわかる。眠りが深くなったり浅くなったり、山と谷のように描かれている。山がレムであり、谷がノンレムである。

今しも、レムの山が覚醒レベルに近づく。、もっと近づく。何かの拍子でぴょいと超える。その時を待っていたように、チャイムが鳴る。

覚醒レベルを超えた眠りは、そのままではいない。再び睡眠に戻る。チャイムの音は記憶に残る。

睡眠リズムによれば、こうした現象を一晩の間に数回繰り返す。その結果、「二時、三時、四時のチャイムも全部聞いた。自分はひと晩中起きていたんだ」の不眠になってしまう。

ある初老の紳士が睡眠無自覚型の不眠になってしまった。本人は家人の証言を聞いてびっくり仰天。本当の原因がわからないままに、ボケたのか、それともウツ病の始まりかと、心配のあまり、食事ものどを通らない。やせ衰えて、私の前に現れた。

信じ込んでいるものを説得するのはえらい苦労であった。しかし、睡眠無自覚型の不眠の正体をよくよく説得してやっと納得してくれた。

「一時は本当に会社をやめようかとも思いました」とは全快後の彼の弁である。

●高齢者に多い「代償性不眠」とは

一般に高齢者は仕事がない。ひまをもて余し、ついには昼寝ということになる。昼寝といっても制約がまったくなしとくれば、並の昼寝では終わらない。熟睡と同じになってしまう。昼間充分な睡眠があるなら、よほどの眠り上手でも夜眠れないのは当然である。

しかし、人間の性《さが》とは悲しいものである。数百万年前より人間は昼行性動物であり、夜は必ず眠ることになっている。たとえ昼間充分に眠っても、である。

いかなる理由があろうと、夜眠れなければ不自然であり不健康と思いこんでしまう。老の一徹というのだろうか、この型の不眠に悩むお年寄りは想像以上に多いものだ。

原因は完全なる昼夜逆転だ。昼間の自由すぎる時間がなせる業である。

生活リズムの乱れ、といってしまえばそれまでだが、老人問題としては正しい解答ではない。老人にとってあまりの自由はかえって生活リズムを乱してしまう。

おまけに老人の修復力は脆弱である。わかっていても、正しい生活リズムに戻るのは難しい。

社会とつながりのある仕事をあたえて、代償性不眠を一日も早く退治してあげてほしい。

ちょっとした工夫であなたは眠り上手になれる！

●方法を指示して努力さえすれば調整できないものは一つもない

完全不眠を調べてみると、二十世紀前半、ニュージャージー州のアル・ハーピンという人物は完全不眠だったと報告されているが、真偽のほどは定かでない。

「完全不眠症型」はまったくの不眠である。それこそ一瞬たりとも眠れない。完全不眠は脳の変調が睡眠中枢にまで及んだことを意味している。

ただし、――「自分はゼッタイ完全不眠だ」などと早合点は困る。完全不眠となれば生命活動は停止、一命の終わりにつながってくる。

こんな不幸な例はきわめて少なく、まったくといっていいほど無視してよろしい。

いろいろな型の説明でもわかるように、不眠には少なからず誤解の部分がある。そして、生活リズム、自律神経、基本本能が深くからみついている。

誤解にせよ、生活リズムにせよ、いや、自律神経も本能も調整できないものはひとつもない。方法をはっきりと指示して努力さえすれば、いますぐにも調整可能なものばかりだ。そして、不眠はただちに退治される運命にある。不眠のもたらすもので良いものはひとつもない。

ないとわかれば、一日も早く生活リズム、自律神経、基本本能の調整にはげんで不眠のない楽しい夜を迎えようではないか。

なお、基本本能については、あえて触れなかった。理由は説明がいささか煩雑になるためである。ここでは、満足による深い眠り、と考えてもらいたい。詳細は三章で述べることにする。

●天才はみな〝不眠〟〝少眠〟実践者

世界の偉人たちのなかには、「少眠族」が多い。ナポレオンやエジソンは好例だろう。

しかし、この世には常に裏と表が存在する。不眠に悩みつづけた偉人、賢人だって少なくない。『若きウェルテルの悩み』『ファウスト』などで知られるゲーテも、寝つきが悪くて、寝起きの悪い二重苦。執筆意欲をたぎらせるために大量のアルコールを必要とし、ついに晩年は完全なアルコール中毒になっていた。

もっとひどいのはモーパッサン。眠れないばっかりに、アルコールも卒業、ついに麻薬に手をそめ、四十二歳の若さで豊かな才能とともに夭折したのである。もし、彼に充分な眠りがあったなら、幾多の名作が私たちを楽しませてくれたことだろう。

ゲーテ、モーパッサンばかりではない。往事の芸術家の世界は不眠のオンパレード、石を投げれば不眠にあたるといわんばかりであった。

生活環境が大いに不眠を助長してもいた。

彼らには時間的拘束がいっさいなかった。夜眠れなくたって、大いばりで昼寝ができたのである。

時も移り、今日のような社会制度が確立してからは、偉人像も一変する。世に名をなした実業家たちは、不眠ならぬ少眠、すなわち短時間睡眠にあけくれしたのである。

それこそ眠る間も惜しんで働いた。決してナポレオン、エジソンだけが〝少眠〟成功者ではない。当世紀初期の成功者には少眠上手な人たちがいっぱい。昔不眠、今少眠といったところである。

考えてみれば、少眠は不眠でもないし、まして睡眠不足でもない。短時間でぐっすり眠って英気を養う。これこそ少眠の極意である。

そして少眠の極意の極意は熟睡にある。ただの短眠では、害多くして得なし。浅長睡眠のほうがまだ救われる。

外からみれば眠る間も惜しんで働いていた彼らも、実はガッチリ眠っていた。

脳研究の大家・時実利彦先生の言をかりれば、「眠りとは脳細胞がいつでも活発に活動できる状態をととのえるための準備工作」である。

つまり、眠り足りなければ脳力足りず。活躍のない休止脳をいくらふりたてても、よいチエは出てこない。眠り不足では成功者になれない道理である。

逆もまた真なり。眠りさえ充分ならば必ず脳力はアップする。

「愚者の百行より知者の居眠り」ということばがあるくらいだ。

知力は脳細胞間の伝達速度によってきまる。つまり、頭の回転の速いほうが利口というわけだ。頭の回転を速める伝達物質は、実に眠っているあいだにつくられるのである。

知者は眠るからこそ利口になれる。それを知っていたからこそ、ゲーテやモーパッサンも酒を浴び、麻薬にいってまで、眠りを求めたのであろう。

●今夜からあなたもグッスリ眠れる！

なんとしても眠りは必要である。あなたが現代の成功者になるためにも、眠りは欠くことのできない要素である。

しかし、どうしたことだろう。これほど大切な眠りを、それも誤解や錯覚によって失うとは——。誤解、錯覚のために成功できなかったら、悔んでも悔みきれないではないか。

私は不眠なるものは存在しないと信じている。

誤解や錯覚さえ正せば、今夜から、いや、いまからだってグッスリ眠れる。そして成功者への道を直進することも不可能ではない。

しかも、誤解や錯覚の原因は実にたわいもないものが多い。不眠にしても同じである。床に入るまえの一服のタバコだって原因。一家団らんの夕食に遅れただけでも寝つきのじゃまになる。つまり、原因は簡単な日常生活のなかにあるのである。

不眠を治すために、山を動かせ、海を干せといっているのではない。日常生活のちょっとした工夫だけで、不眠は消えていく。

不眠、恐るるに足らず！

本書は、その〝百万の味方〟である。各章を参考にすれば、不眠は必ず退治できる。

Ⅱ

あなたは必ず「五秒」で眠れる！

「眠り」はこうしてやってくる!

●あらゆる動物に共通する〝眠りの巣〟

およそ、脳をもつ動物はすべて眠ることになっている。脳の重量、賢さとは関係なしに眠るのである。

ひと昔まえには、眠らない動物もいるといわれていたが、脳波計の出現以来、様式、時間帯は変わっても、すべての動物は眠るということが判明したのである。

では、睡眠はどのようにして現れてくるのだろう。眠りは本能的な現象だけに、昔からいろいろな学説がいわれてきた。

眠りを休息と見なした脳疲労回復説。刺激があるから目覚めるし、刺激が減れば眠れるとした刺激排除説。

また、有名なソ連のパブロフの条件反射を応用して、入床と入眠を条件反射的に結びつけるという、習性説など。

それぞれもっともではあるが、眠りのすべてを説明するには不充分である。そこで、どこかに完全な睡眠中枢があるはずだと、多くの学者がやっきになって探し求めたものである。

そのために多大の迷惑をこうむったのは実験動物たちだ。ネコは大脳のなかに電極をうめこまれ、シロネズミは脳の半分をけずられたりした。

もちろん、学者たちも大変。それこそ眠らずに眠りの研究にはげんだのである。そして現在は、脳の三層構造の中間にある大脳辺縁系内の諸機能、脳内時計の働き、これを刺激する脳内ホルモンなどが、大きく関与していることまで判明した。

昔から、眠りと脳は深い関係があると信じられていた。眠れば覚醒時と別次元に移る。こうした、摩訶不思議な現象を生み出すのは脳以外ないとなって、脳と眠りが結びつけられたのであろう。

そこで、眠りの正体を知るために、軽く脳の勉強をしておこう。

●これが睡眠のメカニズムだ！

脳（ここでは大脳のこととする）は、ちょうどクルミの実と同形と思えばわかりやすい。さらに、大脳をタテ割りにすると、内部は三層構造になっている。外側は大脳皮質、中間層は大脳辺縁系、そしていちばん奥に脳幹といったぐあいである。

また、土地の断層が古い順にならんでいるように、三層構造は脳の進化の過程を示している。

奥深いところにある脳幹は最古の脳であり、最も原始的な働きを受けもっている。つまり「生きる」ためだけに働くのである。中間層の大脳辺縁系はもう少し進化した脳で、「よりよく生きる脳」であり、本能、自律神経系の働きを司る。いちばん外側にある大脳皮質は最も進化した脳であり、「チエある脳」として、知性、理性、意志、感情といった高度の精神活動をしている。

ちなみに、人間の大脳皮質は巨大といえるほど大きい。万物の霊長であり、高度の精神活動をしているだけのことはあるわけだ。

もっとも、巨大さを支えているのは、オデコの奥につまっている前頭葉と呼ばれる部分。他の動物と比べて、人間の前頭葉はずばぬけて大きい。

だが、逆にいえば、前頭葉が大きいばっかりに、不眠というやっかいものに取りつかれることにもなる。

さて、前頭葉には過去の学者の悩みがいっぱいつまっている。

実験動物であるネコ、ネズミには、人間のように巨大な前頭葉はない。サルだって不充分。ないものや不充分なものばかり相手では、いくら学者たちががんばっても研究成果はあがらない。脳がブラックボックスと呼ばれるようになったのも、実はこの辺の事情によっていた。

最近では研究技術も大幅に進歩。前頭葉の小さな実験動物たちからでも、かなりの研究成果があがっている。

中間層に位置する大脳辺縁系は、大脳皮質とまったくちがう。同じ哺乳類ならば大きさにたいした差のないのが特徴になっている。「さては、おれの脳もサル、ネコ、ウサギと同等か」と驚いてはいけない。これにはちゃんとした理由がある。

大脳辺縁系は、前に話したように本能や自律神経系の働きを受けもっている。正確には他にも重要な働きがあるが、本書の目的は睡眠だし、複雑になりすぎても困る。ここでは本能と自律神経系にかぎって話を進めることにする。

ひと口に本能といってもいろいろある。大脳辺縁系のそれは最も基本的なものである。よりよく生きるためだけの本能だから、哺乳類であれば、みな同じということになる。また、自律神経系も同じような理由で、同じ哺乳類ならば大差がない。そこで、脳全体の大きさ、賢さがちがっても、大脳辺縁系はそれほど変わらないことになっている。

●眠りは自律神経と本能によって支配されている！

脳の三重構造がわかったところで、眠りの正体にせまってみよう。

たしかに脳と睡眠との関係は深い。しかし、脳といっても前出のごとく三層構造になっている。では、眠りの正体は三層のどこからくるのだろう。

これが次なる問題になる。そこで、三重層の一層ずつに分けて調べる方法がとられたのである。一層ずつ分けるといっても、決して生やさしいものではない。学者たちは大体の目安をつけて研究を進めていった。

まず脳幹。脳幹はいちばん奥深いところにある。位置的な問題ばかりでなく、脳幹にはうかつに触れない。なにしろ脳幹は「生きる」という、生命の基本的な働きを司っている。下手に触って「永遠の眠り」となっては、元も子もない。そこで脳幹は除外した。

となれば、勝負は大脳皮質か大脳辺縁系にかかってくる。この大勝負にはさすがの学者も大いに悩んでしまった。

だが、待てよ。よく考えてみれば、脳のある動物はみな眠る。つまり、利口だってバカだって眠るわけだ。結果、「やはり、大脳皮質は関係なし。本命は大脳辺縁系だ」と気がついたのである。

そこで、有名な「無脳犬」の実験がスタートした。

無脳犬といっても、脳全体を取りのぞいたのではない。取りのぞかれたのは大脳皮質だけ。この犬はそれでも、まことに規則正しく眠り、目覚めたのである。

もちろん、大脳皮質の極端に発達した人間では、同じようにいかないだろう。しかし、この実験のおかげで、大脳辺縁系と眠りとの関係がはっきりしてきたのである。

その後研究も進み、いまでは大脳辺縁系の「網様体」という部分のなかに、睡眠と覚醒のキーワードがあることも判明している。

網様体のなかに眠りがある。考えてみればこの一事は大きな意味をもっている。不眠、熟睡といった現象のカギをにぎるといっても過言ではない。

網様体は決して睡眠と覚醒のためだけに働くのではない。単に下宿させているだけといったほうが正しいだろう。網様体の本来の仕事は、大脳皮質と大脳辺縁系の間を行きかう情報の中継点なのである。

中継点を通過する情報の量や種類に、睡眠は少なからず影響を受ける。その結果、熟睡したり不眠となるわけである。

場所がわかったからといって、眠りそのものの仕組みが完全にわかったわけではない。なぜ、なぜの連続といってよいだろう。

睡眠中枢が自律神経と本能を司る部分にある、という事実には大いに注目してもらいたい。自律神経と本能が、意外な形で眠りと深く結びついているからである。

なぜ「五秒」で眠れるのか?

●睡眠中枢を刺激する三つのカギ

不眠の人がわずか五秒で眠りに入れる——。

こんな話を聞いたら、不眠でない人だって驚くにちがいない。「本当に可能なのか」との疑問がまずわいてくるだろう。

五秒で眠り始めることは決して不可能ではない。少なくとも私はそう信じている。世の中にはずいぶん分入眠の早い人も少なくない。枕に頭をのせたら、もういびき。床に入ったとたんに寝息が聞こえだす。このような〝入眠スプリンター〟がいるかぎり、五秒間入眠は決して夢ではないのである。

しかし、五秒間入眠も手放しでというわけにはいかない。それなりの工夫、条件が必要だ。工夫をこらし条件さえ満足させれば、誰にだって可能になる。

こう書くと、工夫やその条件がさぞかし難しいものだと思う人もいるだろう。だが、難しいどころかきわめて日常的なものばかり。あなたにもたやすくできるのである。

もともと眠りは特殊な生理現象などではない。一日の数多い生理行動のうちのひとつにすぎないのである。

眠るからといって身がまえたり、覚悟をきめたりする人はいないだろう。眠りはきわめて平凡な生理現象である。したがって五秒間入眠の条件も難しいものではないのである。

では、五秒間入眠の条件とはなんだろう。

音？　光？　いや、そんなものではない。前項で触れた通り、生体リズム、自律神経、さらには基本本能。この三つの条件が満足されれば、誰だってすぐに眠れる。もちろん、不眠などたちどころにけちらしてくれる。

考えてもらいたい。三条件はきわめて日常的なものばかりではないか。人間は一日のリズムによって、働き休んでいることは誰でも知っている。自律神経だって動物である以上、必ず備わっている神経だ。基本的三本能は食、性、群居。決して目新しいものでもない。

そうなのである。ありふれた三条件が、奇跡とも思われる五秒間入眠を可能にしているのである。

五秒間入眠は睡眠にとって強力な助っ人となるだろう。しかし、ただ助っ人というだけでもない。

大げさにいうならば、現代の要求とも見なすことができるのである。

●五秒間入眠はたやすく実行できる

「文明は明るくすること」ということばがある。ことばの通りエジソンは電球を発明した。そして照明はどんどん発達して、夜を大いに明るくし、過去に見られなかった明るい文明をつくり上げた。

そして現代では、明るくなりすぎたためか、自然に逆らうように夜まで短くなってしまったのである。

データによれば、日本人の睡眠時間は昭和四十五年頃から短くなり始め、そのまま定着したそうだ。昭和三十八年に八時間十三分だった眠りが、今では約五十分も減って七時間二十三分へ。

また、深夜零時に起きている人は、全国の十・四％にも達するという。こんな国民総宵っぱり化に拍車をかけるがごとく、深夜テレビは大フィーバー、ラジオだって負けじと夜通し放送している。

ここに、深夜族化へ厳然と立ちはだかる巨大な壁がある。

それは時間、社会のリズムである。いくら国民総宵っぱり化が進んでも、変わらないのが社会のリズムだ。早起きは三文の得といわれた時代と同じく、会社や学校の始業ベルは容赦なくなりひびく。

要するに、社会リズムは時代が変わっても「宵っぱりの朝寝坊」たちとは同調してくれないのである。

なまじ同調したら大変だ。数百万年間もつづいている人間の昼行性が狂ってくる。自律神経は乱れて作業能率は大幅にダウン。社会も乱れる。

ついには日本国滅亡という一大事にもつながってしまう。

現代は宵っぱりの朝寝坊にはまったく不向きな時代である。宵っぱりであっても早起き。これこそ文明によって短くなった夜と、昼行性を中心にした生体リズムの間を、元気よく生きぬくチエといえるだろう。

そして、生きぬくチエを可能にしているものこそ、五秒間入眠である。

〝短夜〟であれば一分の余裕もゆるされない。できるだけ早く入眠して熟睡に到達。熟睡中にタップリと知力、体力をたくわえて、明日の活躍にそなえる。つまり、五秒間入眠は社会的要求なのである。

枕の上に頭をのせるやいなやの眠りは、いかにも健康的だ。そして不眠に悩む人にとってはうらやましいかぎりのものである。

「でも、自分はダメ」とあきらめてはいけない。前にもいったように、五秒間入眠の条件はごくありふれたものばかりである。あなた自身の手で垂涎の三条件をにぎりしめてもらいたい。

なお、第二章では三条件のうち、生活リズムと自律神経の問題を取り上げる。基本本能はむしろ眠りの深さに関係していて、〝速眠〟を間接的にバックアップするものである。
だからここでは、直接的に速眠と関係する生活リズムと自律神経に的をしぼって話をしたい。

●自分の〝リズム〟に注目せよ！

生物は季節に敏感である。体内に時計がそなえつけられているからだ。もちろん、人間も同じだ。

草花が芽を出し花をさかせるのも植物時計があるからだし、渡り鳥が季節の到来とともに飛び去っていくのだって鳥時計ゆえである。こうした年間単位のものでなくても、朝顔、夕顔、月見草たちを見れば一日単位の時計があることもわかる。

われわれ人間のからだは、約二十五時間の単位でくり返すリズムがある。これが、いわゆる生体リズムといって、五秒間入眠の三本柱の一本となっているものだ。朝起きて、日中働き、夕方リラックスして夜眠る。これが生体リズムの基本である。

「あれっ、一日は二十四時間。でも、生体リズムは二十五時間。一時間も差があるのはおかしい」と、思われる方もおられるだろう。

この一時間の差は後からも説明するが、脳内時計の不正確さから来ている。朝顔、夕顔、月見草たちを見れば一日単位の時計といっても、何月何日何時何分に花が咲くは決まっていない。アバウトで春というだけである。

つまり生体時計は必ずしも腕時計や時報のように正確ではない。また時計のように二十四時間単位でもない。

正確でなければ、誤差の修正が必要になる。前出の一時間は誤差修正のため、と考えて欲しい。

生体リズムは単調、しかも単純そうに見える。だが、狂ったら大変だ。体内のいろいろな機能が狂いだす。平凡な行動のひとつにすぎない眠りにいたっては、大狂いとなってしまう。

「十年一日のごとし」とは、変化のないことを揶揄した言葉だが、生活リズムに関する限りでは、大歓迎である。

毎日同じ時刻に食事であれば、胃腸も同時刻にあわせて消化液や蠕動運動を開始する。用意万端整ったところに朝食が飛び込んでくれれば、消化吸収も容易になる。

出社時間が決まっていれば、運動系の筋肉もエネルギーである血液循環を促進させて歩行の準備を完了する。

一事が万事、容易や準備が整えば、心身ともに好調となり、成果も上がるし、失敗も減る。

五秒間入眠の正反対は、入眠困難型不眠に相当するだろう。寝つきが悪く、床に入ってからいつまでたっても眠れないという型の不眠だ。

しかし、眠れないといっても完全不眠ではない。時間がたてばいつか眠ってしまう。そして、熟睡期が翌朝にくる。熟睡の真っ最中に起こされるのでは、さわやかな目覚めなんて到底望めない。もちろん、熟睡の記憶も残らない。残るものは寝不足感だけ。

入眠困難型は本当の不眠とはいえない。睡眠全体が遅れるだけで、ちゃんと眠れるし、翌朝といっても熟睡は可能である。

すなわちこれは、時間帯がずれこんでいるにすぎないのだ。つまり生体リズムが狂っているだけなのである。

しかし残念なことに、入眠困難型は一般的に眠りが浅くなる。朝寝かしておけば昼頃まで眠り続ける。それでも眠りが浅いので、熟睡感が得られにくい。

●夜型の体質を昼型に変える！

「いや待てよ。入眠困難型だって目覚めたときを朝として、そこから一日がスタートする。ということはちゃんと二十四時間周期でくり返されているはずだ。生体リズムの狂いとはいえないのではないか」

こんな質問も出てくるだろう。一考、たしかに正しそうに思われる。が、再考すると「イエス」とはいえなくなってしまう。

人間はなんといっても万物の霊長である。一般の動物や植物とはちがい、生体リズムが二重になっている。つまり、本来の生物時計によるリズムの上に、社会リズムが重なっているのである。

生体リズムと社会リズムの二つが相手となれば、自分勝手な朝のスタートは許されない。二つのリズムが一致していれば、なんの不都合も起こらない。しかし、不一致だったらどうなるだろう。入眠困難型とは、二つのリズムの不一致の結果の産物なのである。

だから治療法もいたって簡単。リズムを調整して一致させれば、それでよろしい。睡眠薬といったやっかいなものも無用である。

生体リズムの狂いは昼型人間、夜型人間で表現することができる。

人間は数百万年以前から昼型動物であったことを忘れてはいけない。当然からだの機能だってすべて昼型である。おまけに体内時計の二十五時間も、社会時計の二十四時間にすり寄っている。

つまり、体内のいろいろな機能も二十四時間のなかで規則正しく昼間と夜を区別している。

体温、血圧、心拍数も日中は上昇、夜間には下降線をたどる。また、体内の生化学的にも同じようなリズムが見られる。

われわれは夜という長い時間帯に、まったくといってよいほどトイレに行かない。行かない理由は寝るまえに水分を取らないからではない。尿をつくりだす化学物質の生産が夜間に少なくなり、排尿機能が低下するからである。

もう少し、リズムの狂いについて話そう。われわれ人間の各器官の活動レベルは、昼型人間であろうと夜型人間であろうと、平均的に昼間に高く、夜に低くなっている。

だから、夜と同じだけ昼間眠っても、眠りの内容はまったくちがっている。熟睡が少なくなるのである。昼行性という生活リズムに逆らうと、諸機能が低下し、熟睡というご褒美もへってしまう。

●夜型人間だけが不眠に苦しむ

休日の昼寝はサラリーマンの特権だろう。一週間の疲れを一気に挽回、と意気込んで昼寝をしても、さしたる効果はみられない。頭だってぼんやりとして、朝に感じるほどの満足感は得られないはずだ。つまり昼寝は仮眠であって、夜の睡眠には匹敵しないのである。

それにしても夜型人間には困ってしまう。各器官の活動レベルが下がった夜に行動したがるのだから、休みたがる器官にムチ打って働かせているわけで、いかにも非生理的、非健康的ではないか。

仕事上どうしてもといった夜勤者ならば、まだ許される。他人の眠っているあいだに、起きて働くこと自体つらいことだ。消化器潰瘍、高血圧、狭心症、自律神経失調症といった病気たちは通常の三、四倍の高率で夜勤者を苦しめる。

しかし、仕事は仕事。生活のためにも歯をくいしばってがんばって、自らを夜型人間に改造する。しかし改造は改造であって、正常ではない。

夜型人間に改造後も消化器潰瘍、高血圧、狭心症、自律神経失調症といった病気、いわゆる「夜勤病」に苦しむことになる。

「夜勤病」は目的がはっきりしている。許されるどころか、感謝の念さえわいてくるだろう。

許されないのは、昼型勤務者の目的不明の夜型転向である。遊びに時間をついやし、深夜テレビに時刻を忘れる……。夜型生活がいかに非生理的、非健康的であるかを知ってか知らずか、夜型人間はますます増えつづけている。

そして、行きつく先は入眠困難型といった、熟睡のない不眠に苦しむことになる。生体リズムの乱れは単に不眠をつくるだけではない。本来、人間の取るべきでない生活パターンを変えるのだから、それなりの代償は払わなくてはならない。

代償は高価である。知力、体力を損い、さらにはいろいろな夜勤病。さらには出世・昇級の出遅れ、社会からの落ちこぼれ——。これは、あまりにも高価すぎる代償ではないか。

これでは遠からず人生バンクは破産する。破産のまえに、どうしても誤った生体リズムの調整をしなくてはならない。

●寝床のなかでできる大脳覚醒法

たしかに不眠の人にとって、朝の起床はつらい。だが〝もう十分、いや五分、床のなかにいたい〟、こんなぼやきは通用しない。なにがなんでも定刻に起床する。定刻起床は生体リズム調整の基本であり、不眠退治の最大のカギとなる。

『言うはやすし、行うは難し』が定刻起床である。十五分前に床に入っても定刻には起床する。何時に寝ても定刻起床。確かに辛い。辛いけれども、定刻起床の効果は絶大である。「定刻起床」といっても、出社時刻ギリギリに設定してはいけない。朝食前少なくとも三十分の余裕がほしい。三十分もあれば体内の各器官の活動レベルが夜型から昼型にほぼ完全に移行できる。

また、朝食がすんでから出社までにも同じく三十分ぐらいの余裕が必要。朝食後三十分もあれば、朝の儀式のしめくくりであるトイレ時間もゆっくり取れるはずである。

これまでに何度か〝儀式〟ということばが現れている。儀式というとなにやら固苦しく感じるが、実際には多くの人が知らぬまに行っているものである。床のなかで大きなのびを一回。これだって目覚めのための大切な儀式である。

さらには、新聞、トイレ、朝食も、節目である朝を迎える儀式たちにちがいない。知らぬまに習慣として行ってはいても、各儀式にはそれなりの意味がある。たとえば床のなかの大きなのびは、脳の覚醒に役立っている。

からだの各部についている筋肉のなかには「筋紡錘」と呼ばれる知覚神経の末端が入っ

ている。筋紡錘は一種のセンサーと思えばよろしい。

大きなのびは筋肉の緊張だ。筋肉の緊張は筋紡錘センサーを通じて脳を刺激する。その刺激は一種の覚醒作用となって、脳を目覚めさせるわけである。

●目覚めのたったひと言が、がんこな不眠症を退治した！

同じように、朝の挨拶は一種のかけ声である。誰でも難仕事、力仕事をするときに、かけ声をかけるだろう。力仕事の時のかけ声はストッパーをはずす役目がある。ストッパーを外された筋肉はより大きな力を出せる。同時に、自律神経への警告と理解されている。

だからなるべくはっきりと「お早よう」という挨拶を口にしたほうがよろしい。誰にも聞こえないような、口のなかでムニャムニャ式の「お早よう」は朝の儀式とはならない。

私は「お早よう」のひと言で不眠を治した経験がある。

当時二十七歳のビジネスマンのS君は、いたって朝が弱い。すなわち入眠困難型である。最終的には多くの睡眠薬のごやっかいになっている。話を聞いていて気の付いたことは、顕著な睡眠障害である。会社も遅刻の連続でブラックリストのトップにもあげられているという。そこで、「お早よう」を、思いっきり大声で言わせることにした。

家人にも協力させた。彼が口にしなかったら、家人から「お早よう」と大きな声で言ってもらった。当初は皮肉まじりに聞こえた挨拶もしだいに馴れて、自分も口にするようになってきた。

その後約二か月で、やっと自分から「お早よう」と大声が出るようになった。こうなればしめたものだ。「お早よう」が本当に文字通り早くなり、ついには出社一時間半前にはバッチリ目が覚めるようになった。

「バッチリ目が覚めるようになれば、朝の体調も快適になる」。朝の起床が早くなれば入眠だって早くなる。合計三カ月たらずで長年の不眠からも解放されたのである。

しかも、彼にはうれしいおまけがついた。早朝の定刻起床で生体リズムもグンと充実、昼間の働きぶりもちがってきたのだ。上司からは注目され、「重要ポストにつけました」と、うれしそうに報告にきたものである。

一人暮らしでも朝はくる。だから「朝の挨拶」は必要である。誰に向かって挨拶するのか、もちろん自分へである。鏡の中の自分に向かってのご挨拶、大きな声ではっきりと「お早よう」と口にしてほしい。

同様に朝の新聞も脳と自律神経には切っても切れないものである。新聞は決してニュース源だけではない。ニュースだけだったらテレビで充分なはずだ。

文字を読むという刺激は、自律神経のうちの活動性に富む交感神経を大いに盛んにさせる。もともと、交感神経は昼間を支配する役目をもっている。これから活躍の昼間が始まる前に、交感神経のガンバリとは願ってもないチャンスである。

交感神経が活動を始めれば夜と完全におさらばでき、目覚めは完了したことになる。

文字と交感神経との関係は、マンガ文化でもわかるはずだ。マンガ過読の大学生にはやる気まったくなしの青年が多くなったとか。文字の多読は自律神経のバランス調整はもとより、賢脳作りにも大いに役立つことを、忘れないでもらいたい。

●夜から朝へ、頭をスパッと切り換える法

朝の儀式のしめくくりは、なんといってもトイレである。

腸の動きは自律神経によって支配されている。詳しくは次の項でのべるが、自律神経は昼間の交感神経と夜の副交感神経に分かれている。そして、胃腸の働きは副交感神経によって盛んになる。

考えてみれば非常に合理的である。昼行性の人間にとって、昼間は活躍の時間帯だ。となればトイレに行く間も惜しいことになる。だから、昼間の交感神経は胃腸をなるべく動かさないようにしているわけである。

といっても、昼食後決まってトイレに行きたくなる人もいるだろう。食事により副交感神経が優位になり、そのついでに胃腸が動くからである。

もちろん胃腸の働きはもっぱら夜間である。そして、夜間の副交感神経による胃腸の働きのしめくくりが、朝のトイレということになる。夜間、腸の動きによって肛門近くに送られてきた排泄物を出すことによって、自律神経の夜は終わり、昼間が開始する。

理屈としては、かくの如し。しかし、なにしろ消化器は口から始まって肛門にいたる全長九メートルに及ぶ長行程である。そして九メートルの行程を二十四時間かけてゆっくり旅する排泄物のことだ。自律神経の交代点が来たからといっても、そう簡単に出てくれない。

そこで、ひとつのはずみが必要になる。そのはずみこそ朝食である。朝食は腸反射を起こして胃腸の動きを一時的に大促進する。その結果、排泄物は外に出られることになる。

朝のトイレは自律神経の昼夜切換えの重要ポイントであり、生体リズム調整には欠くことのできないものだ。そして、自律神経の交代劇をスムーズに行わせるためには朝食という起爆剤も、また大切なものである。

同時に朝食には重要きわまる働きがある。

ご存知の通り、脳は体内第一の大食漢である。大食漢であれば消耗も激しい。夕食に食べたエネルギーは夜間に消耗し、朝の脳はほぼエネルギーゼロの状態である。

脳エネルギーゼロの状態で出社しても、持てる力の何分の一も発揮できない。重要会議の場であれば、上司の覚えもめでたくない。

また、朝食には脳内時計の修正という役目もある。脳内時計は生活リズムと深い関係を持つ。

世に名をなし成功した人は多い。その人たちの成功の時期、年齢を調べてみると、多少例外はあるものの、ほとんどが人生の後半である。

人生の後半といえば、例外なく記憶力も体力も低下の時期である。にもかかわらず成功できた理由はなんだろう。

彼らは衰える記憶力や体力を乗り越えて、生活リズムを十二分に活用していたのである。生活リズムの起点は朝にあることを心得ていたのであろう。しっかりと朝食を食べ、エネルギーを十分に補充する。だから脳は、朝から冴え渡る。生活リズムは朝から見事に上昇カーブを描く。

昼食でさらにエネルギーを補充し、生活リズムの山をより高める。

こうして昼間を終えた生活リズムは、夜に深い谷となり、熟睡を約束する。昼間に十分活動した脳には、ご褒美の熟睡があり、生活リズムの山と谷は、さらに高く、さらに深くなる。

定刻起床、朝食は熟睡を生み出し、高度な生活リズムを作る。そして、年齢や時期にかかわらず、出世台頭のチャンスももたらすのである。

定刻起床、朝食、熟睡を守り、生活リズムのアップを心掛ければ、あなたにも、チャンスは必ず訪れる。これこそ「早起きは三文の得」の実体である。

朝食はタップリ摂らなくてはいけない。パンと牛乳ぐらいのあり合わせでは、もちろん不足である。自律神経の交代劇も生体リズムの調整もうまくいかない。

朝食は単なる栄養補給の手段だけではない。朝食のうらには、不眠の種がかくれている。出世の芽もかくれている。

最近は驚くほどの「軽・薄」朝食時代である。自宅でパンのかけらでも食べられれば幸い。多くは駅の売店ですませるという。さらに「軽・薄」朝食は独身者だけでなく、妻帯者にもおよんでいると聞く。あわれな話ではないか、最愛の妻に不眠の種をまかれているとは。

「お早よう」は最初の朝の儀式である。これを支え強化するものこそ朝食なのだ。妻帯者、独身者を問わず、タップリとした朝食は不眠退治のカギ、生体リズム調整の重要なポイントであることをお忘れなく。

●眠りを呼びよせるこの〝儀式〟

朝の儀式があれば、夜の儀式があって当然だろう。また、夜は眠りと直接的なつながりをもっている。そして、朝と夜の節目を大切にして生体リズムを整えれば、昼間のそれは、朝の上昇カーブを崩さない努力だけで事足りる。しかし、もう一段のグレードアップを求めるならば、昼間の生活リズムの向上のための努力が必要になることはいうまでもない。

世界の名作、ゴンチャロフの『オブローモフ』の一節に、次のようなことが書かれてある。

「『どれ、ちょっと横になるよ。ひどく疲れた。カーテンを下ろして、ドアをしっかりしめておくれ、雑音の聞こえぬようにな』

召使いのザハールは主人の書斎を密閉し始めた。まず主人そのものを包んで、毛布のはしを身体の下へおしこみ、それからカーテンを下ろし、ドアをしめて、自分の部屋へ立ち去った」

人間は音や光があったって眠れるものである。それは、電車のなかでの舟こぎでも証明されるだろう。

しかし、電車の中の舟こぎには、レールのつなぎ目から発するゴトンゴトンというリズムが加算される。おまけにやっと座れたという達成感や開放感もあるだろう。これが一緒になって、眠気を誘い出す。

論より証拠、かなりの眠り下手でも、電車内では上手に舟をこぐ。

話を『オブローモフ』に戻す。つまり、カーテンを下ろし、ドアをしっかりしめるのは夜の儀式にほかならない。光と音を取りのぞくといった安心感をつくり、眠りへの準備をする〝儀式〟なのである。

こんな光景は一般家庭にだってあるだろう。毎夜同じ時刻に、ラジオ・テレビを消す。

それまで読みつづけていた本や新聞に別れをつげ、それから戸締りの再点検。トイレに行く。妻が化粧を落としたり髪をとかしたりしているあいだに、夫はベッドに入る。数分後、彼らは「おやすみなさい」と明かりを消す。

きわめて日常的な行動である。だが、これらはすべてが、夜の儀式となっている。

儀式は人によりさまざまだ。すべては昼間への訣別であり、これから夜が始まり眠るのだという自覚づくりである。

あなたはこうした夜の儀式をもっているだろうか。毎日きまって行われる行動が定期的な動機づくりとなることは確実である。定期的な動機は、毎日行われるだけに、日ごとに強化され強い条件反射となり、眠りへと誘い込む。

量を過ごさなければ、ナイトキャップをひっかけるのも結構、歯をみがくの夜の儀式。といろいろとあるだろう。要は毎日つづけることである。毎日つづければ、習慣となり、動機づけとなり、スムースな入眠を可能にする。

ただし、決まった行動といっても昼の延長的なものはご法度である。会社の仕事を家にもちかえる、マージャンに時間をつぶすなどは、ご法度中のご法度と思われたい。生体リズムを昼間のままに保って眠ろうといっても、それはムリな相談である。

●いつでも手軽にできる不眠解消法

夜の儀式の例については後述するので、これ以上はここでは触れないことにする。ただ、生体リズムは自律神経と深いつながりをもっていて、生体リズムが正しくなれば、自律神経は自動的に調整されるということだけを、ここでは指摘しておく。

人間はとかく怠けやすく楽な方向に流されやすい。そして、朝、夜の儀式をおろそかにし、生体リズムがくずれて不眠に泣くこととなる。泣くのはつらいが、さりとて朝、夜の儀式もムリ。もっと手軽なリズム調整法はないか、というものぐさ派には中間地点調整法を伝授しておこう。

朝、夜のポイントがはっきりしなければ、生体リズムが決まらない。理屈としては、たしかに正しいが、人間のからだはそんなに偏屈なものではない。相当の柔軟性が用意されている。

朝、夜がダメならば残るは昼間。昼間に注目してみよう。

生体リズムのカーブでもわかるように、昼間はからだの各器官の活動レベルが高くなっている。高くなっているからこそ元気よく働くことができるのだ。

それならば昼間の活動レベルをより高くしたらどうなるだろう。当然、夜間は深く沈みこむ。深く沈みこむということは諸器官のレベルが下がって眠りも深くなる計算ではないか。

これは正解中の正解。ものぐさ派には多少酷な話であるが、昼間精いっぱい、目いっぱい働いてもらいたい。知力、体力のかぎりをつくして働くべし。要するに昼間の活動レベルをより高く設定するのである。

そうすれば自動的に夜間レベルは下がって、生体リズムは調整され安眠は約束されることになる。

不眠の人の多くは怠け者である。「なにッ」と怒っても結構。不眠であるのは昼間の活動レベルの低いことのなによりの証拠であり、活動レベルが低ければ怠け者なのだから。

●朝寝グセを治す決め手はこれだ！

A君は当節ありがちな「大人」になりきれていない青年。しかも大学時代からの名ごりだろうか、夜型人間である。これでは一人前の社会人としては始末がわるい。不眠がつづいて本人はますますやる気がなくなってしまった。

母親が大いに心配して、大学病院、有名病院を訪ね歩いたそうだ。そして、最後に私のところにやってきた次第である。

「脳波も調べました、心理テストも受けました。ＣＴスキャナーもやったが、まったく異常がありません。でも、眠れないんです」

そこで第一段階として朝、夜の儀式づくりをねらったが、これもダメ。朝まったく起きないのである。

幸い彼は自家営業の家庭の息子である。だからこそ甘えもあったのだろう。両親を呼びつけて、昼間の重労働を命じた。得意先とは時間をはっきりと約束させて品物をはこびこませる。自宅に帰ってからも休ませず、次から次へと仕事につかせるようにした。

彼の家は都内でも有数のお米屋さん。取り引き先も会社、官庁といった大口ばかりである。それだけに相当な重労働となった。

ただ、彼の場合、労働時間を昼間にかぎってしまった。つまり遅刻には寛大としたのである。遅刻寛大といっても得意先との約束時間は決まっていることだし、そうそうは朝寝もできまいとふんだわけである。

そんな生活が始まって数週間、昼間疲れるのだろう、朝寝傾向はますます増大。「お得意さまには叱られるし……」との母のことばに、私はしょげるばかりだった。でも、本人、家族をはげましはげまし、重労働生活をつづけさせたのである。

重労働指令が出てからさらに何日かたった頃、人の好さそうな父親が、私のところに訪ねてきた。

「おかげさまで、やっとブラブラ病も治ったようです。朝も早く起きられるし、夜もちゃんと眠ってくれます。次期社長が率先して重労働をするんだから、オレたちだって、と従業員もはりきり出しました。会社は安定、りっぱな跡継ぎができたし、いうことはありません。本当にありがとうございました」

と、深く頭を下げていた。

たしかに「昼間はりきり調整法」は、ものぐさ派にはつらいかもしれない。だが、なに分昼間は人の〝目〟が多い。多い目のなかには上司のそれだってあるだろう。昼間の活動レベルを高くすれば、生体リズムの調整に役立つばかりでなく、それなりのごほうびにありつける。ひとつ試してみてはいかがだろう。

●ズレた生体リズムの調整が「五秒」につながる！

再々のべているように、人間の生体リズムは約二十四時間を周期としている。二十四時間といっても正確には二十五時間に近い。

なぜ地球一日の二十四時間と約一時間のズレがあるのかは、いまのところ不明である。とはいえ、正常な社会生活を営むためにはこの一時間のズレは大きなものである。一時間のズレをどう調整するかがよき社会人となる決め手になる。

また、生体リズムの基礎となる昼型、夜型も決して一様ではない。

人類出現以来数百万年もたっている。昼型人間の多いなかに少数派ながら夜型人間だって見受けられる。

人間行動学の権威で『マンウォッチング』などの著者として有名なデズモンド・モリスも典型的な夜型人間である。

「私の脳は朝方に最低で、日中にやや回復、夜中になって最高となる」とは彼自身の弁である。しかし、彼のような例は特例。一般社会に生きる一般人にとって夜型生体リズムは命取りになる。やはり調整が必要となるだろう。

しかし、困った人もいるもので、自分の生体リズムがわからないケースもある。

朝の目覚めがつらい、起きても頭がはっきりしないし、からだもだるい。きっと病気だろうと医師の門をたたく……。

こんなケースは病気ではない。夜型リズムのままで昼型生活をゴーするために生ずる現象なのである。

案ずることはない。リズム調整さえ完了すればたちどころに霧散してしまう。

昼型か夜型かがはっきりしないと、調整も難しくなる。そこで、自分の生体リズムが不明の人は次のような方法で判定するとよいだろう。

●さわやかな目覚めと素早い入眠――この二つが満足であればほぼ昼型と断定してまちがいはない。だが、どちらかでもモタツクようならば次なるチェックを試みる。

●体温と血圧による判定――昼型であれば諸器官の活動レベルは日中が高い。諸器官のレベルチェックといっても生化学検査は一般家庭ではムリだろう。そこでなじみ深い体温計のお世話になる。

また、最近ではホーム血圧計を置いてある家庭が非常に多くなった。血圧測定を併用すればより正確な判定となる。体温、血圧ともに昼間のほうが夜間より高めであれば昼型リズム。逆ならば夜型リズムである。

原則としては二時間毎、六カ月間の連続測定をするべきだが、一般には三～四時間毎、二～三日の測定でも充分推定できる。

また、測定はなるべく安静時が好ましい。興奮時、運動直後では体温、血圧ともに変動しやすいためである。

生体リズムは生活全体に強い影響力をもっている。当然眠りにも、さらには入眠にも関係が深い。五秒間入眠を目的としている人は生体リズムの重要性に気づいて、少しでも乱れていたら、その調整を急いでほしい。

調整が完了したら、次なる自律神経の話を参考にして、五秒間入眠へと直行してもらいたい。あなたはすでに、その入口に立っているのだから。

五秒でたちまち睡魔に襲われるこの方法

●「五秒」で眠るコツはこれだ！

五秒間入眠のカギは、再々のべているように生体リズムがにぎっている。さらに、生体リズムのカギは自律神経がにぎっている。

自律神経は抽象的でしかない生体リズムの具体的な代弁者でもある。いってみれば、影の仕掛人。

両者がガッチリ手を組めば、いかなる不眠も恐ろしくない。五秒間入眠も決して絵空事でなくなるのである。

では、ただちに自律神経をコントロールしたい、と思われるだろう。が、これがいささか難しい。

自律神経はなかなかの曲者である。理由は自律神経が不随意性であるがためだ。同じ神経仲間でも運動神経や知覚神経は随意性であり、充分すぎるほど意志が通じる。通じるからこそ、働いたり食事したりできるわけだ。

しかし、**自律神経はまったくといってよいほど意志が通じない**。自分のからだのなかにありながら、自分の思い通りにならないとは本当にフシギ。フシギではあるが、それなりの理由はちゃんと存在している。

自律神経が随意性だったら大変なのである。心臓を動かすのにも命令、胃を動かせるのにも指令といったぐあいとなる。そして生きるためには、それこそ不眠不休で命令、指令を出しつづけなければならない。

これではからだが生きるまえに、ご本尊が参ってしまう。そこで、自律神経は「自動的不随意性」につくられたのである。

理由はわかっても困るのはコントロールである。自律神経を上手にコントロールできなければ不眠退治もダメ、五秒間入眠も絵にかいた餅となる。

世の中には「災転じて福となす」との諺もある。考え方を一変して、自律神経の〝自動的〟という点に注目してみる。

自動的とは条件さえそろえばひとりでに動き出すことである。自律神経がどうしても動きださなくてはならないような条件をそろえてみよう。そうすれば頑固な自律神経だって動くはずである。

つまり間接的コントロールだといえるだろう。もちろん、間接法は完全ではない。が、相当こちらの意志を通じさせることができる。条件を充分にそろえさえすれば、不眠退治、五秒間入眠も絶対に可能となるのだ。

●副交感神経が〝安らぎ〟をつくりだす！

不随意性突破の道がひらかれたところで、もう少し具体的に話を進めよう。そのためにも、まず自律神経の勉強をしてもらいたい。

自律神経は心臓、血液循環、血圧変動、呼吸、消化、内分泌、体温調節などの諸器官に分布されている。

また、自律神経は交感神経と副交感神経とから成り立っている。二つの神経はそれぞれ相反する性質をもっており、相反する性質をたくみに調和させて諸器官を支配しているのである。

たとえば心臓。走ったり運動すれば、当然心臓のピッチは上がる、こんな場合は交感神経が働く。

そして、運動が終われば急ピッチな心臓の動きは不要。そこで副交感神経が働いて、心臓ポンプのピッチダウンをすることになる。

つまり、心臓は交感神経と副交感神経の相反する二つの力で調節されている。医学的にはこれを自律神経の「二重支配」と呼んでいる。

そして、交感神経と副交感神経の関係は、たがいに相反する性質だけにシーソー型となっている。

一方が優位になれば、必ず片方は劣位といった形である。シーソー型の関係はいついかなるところでも存在し、自律神経コントロールの重要な手がかりともなる。

つまり自律神経には二つの相反する性質が含まれている。少し理解しにくいかもしれないのでもっと具体的な姿に置きかえてみよう。

交感神経には、次のような性質がある。

瞳孔散大、血管収縮、脈搏増加、気管支拡張、立毛筋収縮などなど。

これを現実の人間像にあてはめてみよう。眼光はあくまでもするどく、顔面はやや蒼白、心臓は早鐘を打つ如く、息づかいも荒くなり、髪は天をもつくほどにさか立つ。ついでに書くならば口中には一滴のつばもなく全身ベットリと脂汗、といった様子である。

こうなっては、まさに決戦直前の戦士の形相ではないか。

それもそのはず、交感神経は戦闘の神経であり、活躍のためにこそあるものである。そして、交感神経優位の指令をだした脳も同じく、戦闘、活躍の状態にある。

一方、副交感神経はまったくの反対だ。休息、安らぎの神経にほかならない。目もとはうっとりと顔にはほんのり紅をさし、心臓もおだやかならば呼吸もゆっくり。もちろん、さか立つ髪は一毛もなし。身も心もゆったりといったところである。

●このとき、あなたは「五秒」に向かって走りだす！

二つの人間像が示す通り、交感神経はあくまでも「活動型」、そして、副交感神経は「休息型」である。

また、自律神経系の活動全般の主導性は副交感神経がにぎっている。

名前から考えれば「副」の字のつくほうは、主役にはなれない感じがするだろうが、事実は逆である。

活動の交感神経が常に優位にあっては諸器官が働きっぱなし。オーバーヒート気味となって体力の使いはたしにつながる危険性が大きい。そこで、ストッパーたる休息の副交感神経に主導権があたえられているのである。

つまり、副交感神経は勇み立つ交感神経のなだめ役であり、「交感神経支配神経」なる別名も献上されている。

副交感神経に主導性のあることは、不眠に悩む人にとって願ってもないことである。理由は次の通りである。

交感神経と副交感神経をならべてみると、どうしても交感神経は眠りと結びつきにくい。交感神経のたけり狂う決戦戦士たちに眠気がおそいかかっては大変である。決戦時、活躍時には眠気の遠慮が好ましい。

一方、副交感神経は休息、安らぎのために存在する神経である。そして休息、安らぎといえば眠りはなくてはならないものとなる。

それもそのはずだ。副交感神経は大脳の睡眠中枢へ、交感神経は覚醒中枢へそれぞれつながっているのである。

交感神経が盛んになれば眠気もふきとばされて目はランラン。副交感神経が優位に立てば自然と眠りについてしまう。

また、副交感神経は自律神経系の主導権をもっている以上、当然睡眠は覚醒にまさるべきものであるはずだ。

主導権が副交感神経にあるかぎり眠れて当たり前。五秒間入眠もムリのない現象なのである。

しかし、交感神経もなかなかの強者《つわもの》である。主導権が相手にあるからといって、常に無条件降伏というわけではない。降伏どころか、ときどき大きな反抗を示すこともある。その結果、不眠が現れたりするわけである。

●眠れなかったら照明を明るくせよ！

ここで、本題の五秒間入眠と自律神経との関係に目を向けたい。

映画やテレビで、こんなシーンを見たことはないだろうか。

スパイや犯人をムリやりに白状させるといったシーン。パッとライトをスパイの顔に当てる。ライトを当てながら取調官はスパイを次第に自白へと追いこんでいく。

ここにも自律神経は少なからず働いている。

自白しまい、口を割るまいと思うスパイの心は戦闘的である。当然、交感神経は盛んに働いている。ということは、瞳孔は開いたままの散大状態。眼光だけで相手を射倒すほどの意気ごみになっている。

開いたままの瞳孔に強いライトを当てる。瞳孔は光の窓だ。強いライトの光が入りすぎれば、どんな状況におかれてもまぶしさを感ずる。まぶしくなれば入ってくる光の量を調節するために、瞳孔を小さくしてしまう。

と、同時に、いままであれほど反抗的、挑戦的だった態度が次第に軟化し始める。ついに自白。

瞳孔が開いた状態とは、決戦の交感神経が盛んになっている証拠である。だから、きびしい取調官の追求にも充分に戦って口を割らないのだ。

ところが、瞳孔縮小は副交感神経の受けもちである。副交感神経が優位となったとたん、からだ全体が休息の状態に移行する。

安らぎ、休息の心で、どうしてきびしい追求に抗しきれるだろうか。こうなっては万事休す。いくら口を割るまいと思っても、肝心のガンバリ心が失せている。つまり、自白へとつながるのである。

もちろん、瞳孔を開いたままでいるという努力はまったくムダである。努力も意志であり、不随意性のまえにはまったく無力。光が多量に入ってくれば自動的に副交感神経が働いて瞳孔が小さくなってしまう。

眠気を誘うために、よく照明を落とす人がいる。自律神経的に考えればこれはまったく逆で、眠気はつくり出せない。照明が落ちて光量が減れば瞳孔は自動的に開く。そして、覚醒の交感神経がのさばり出してくる。だから入眠直前に少し明るくしたほうがいい。瞳孔は細くなり、眠くなること請け合いである。

また、テレビを見ていると妙に眠くなることがある。これは明るいテレビ画面のために瞳孔が縮小傾向となり、眠りの副交感神経が働きやすくなるためである。それにしてもテレビ局はご苦労なこと。副交感神経を抑えこむほどの興味深い番組をつくらなくてはならないのだから。

●心の落ちつきはこうして生まれる

人間の指、掌《てのひら》が非常に敏感であることはご存じの通りである。マージャンの盲パイから点字に至るまで、手ざわりで判定できることは決して少なくない。

ひと昔まえにヨーロッパの一隅で話題になった小さな事柄が、今日では医学の常識となった。

こんなケースはそうそうざらにあるものでない。しかも変わった意味で不眠と関係が深いので、紹介しよう。

話はヨーロッパのスウェーデンに始まった。ご存じのようにヨーロッパにはペット愛好家が非常に多い。太陽光量が少ないスウェーデンで日光浴は日常の営みとなっている。そして公園などでは、ひざにおいたペットをなでながらの老人たちの日光浴が多く見られる。ところが、こうした老ペット愛好家にはなぜか心臓病が少ないと報告されたのである。

当初は学者たちも知らん顔だった。しかし、報告がつづいて数字的にはっきりと示されると放っておくわけにもいきかねた。

重い腰をあげて調べて見ておどろいた。本当に心臓病患者が少ないのである。いや、それればかりでなく、ペットにはなぜか狭心症や心筋梗塞の発作を予防する力のあることが判明したのである。

これはペットをなでるときの手ざわりに秘密がかくされている。なでるときの手ざわりのよさ、快感が自律神経を経由して心臓に到着。心臓をいたわって発病、発作を防いでいたのである。

●手ざわりの〝快感〟は強い眠気を誘いだす!

本書は心臓の本ではなく、睡眠のものである。だが、自律神経を経由してという向きには大いに注目すべきである。

およそからだに感ずる快感は交感神経を鎮めて副交感神経を盛んにする。手ざわりの心地よさも副交感神経を盛んにして心臓庇護の役目をはたしたにちがいない。

と同時に、副交感神経が盛んになれば、くるべきものは眠気であり睡眠である。

私もニューヨークのセントラルパークで、ペットを愛好している老人たちを多く見た。

そういえば全員といってよいほど目を細め、いまにも眠りそうな気配だったことをおぼえている。当時は、いかにものどかなためにそうなるのか、としか思わなかった。が、いまにして思えば、彼らの副交感神経は昼間にもかかわらず盛んに眠気づくりにはげんでいたのである。

この手ざわり入眠法を放っておく手はない。入眠前のひとときに、ペットの愛撫。これだけであなたはすでに眠りの世界に一歩、二歩とふみこんでいる。不眠、どこ吹く風といったあんばいだ。

もともと、ペットは心の安らぎの一服として飼われている。その安らぎに手ざわり快感がプラスされれば効果は倍増するはずである。

ちなみに快感ペットはネコが最高と報告されている。正しくはネコ族に効果があるのではない。毛並みが問題となる。だから、柔らかな毛をもつならばイヌだってかまわない。柔らかな毛なみをゆっくりなでれば、こちらの掌には快感が生まれてくるはずだ。

快感をつくる毛並みならば、どんなペットでもかまわないわけである。

●就寝前に有効な手浴・足浴

今日ほど暖房器具の発達していなかった昔には、火鉢が全盛であった。コタツがぜいたく品だったころの話である。

火鉢は「手あぶり」の別名通り、手をかざして暖をとる。室内全体の温度をあげる、暖房になれている現代人にとっては、信じられないだろう。しかし、火鉢だってそれなりに暖かったのである。手をかざしているうちに、全身もほのかに暖まってくる。厚着も手つだってか、なかなかの暖房であった。

手を暖めただけで全身が暖かくなる理由は、もちろん自律神経の働きである。手に入った心地よい温感覚は副交感神経に入る。それまで体内の熱を少しも逃すまいとして、血管を収縮させていたのが交感神経だ。そんな交感神経に代わって血管拡張の副交感神経が働きだす。体内の熱は血液に入ってからだ中をかけめぐる。

それを全身の暖と感じたのである。

つまり手を（いや足もつけ加えよう）暖めれば、自動的に副交感神経は働きだす。副交感神経が働き出せば、いかなるときでも必ず眠気はつくられる。そこで手浴、足浴は特に入眠困難型の不眠に有効となる。

また、日本女性特有といわれる冷え症の人には不眠が多い。不眠の原因はいうまでもなく手足温法のまったくの逆理論だ。冷え症不眠を見ても手足温法の有効性が推定できるだろう。

●熱いシャワーは「寝入り禁物・寝起き有効」が原則

安らぎ促進として、オフロを愛用している人も多い。が、ここにも不眠の芽がひそんでいる。なれた入浴法にもひと工夫が必要である。日本人は特にフロ好き国民である。毎日入浴する人が全人口の三分の二というから恐れ入ったフロ好きだ。

ところが、日本人はフロ好きの割にフロ知らずのようである。高温多湿といった日本の風土がそうさせたのだろうが、なにがなんでも高温湯一点ばりだ。

高温湯だから当然短時間入浴となってしまう。その結果、主として入浴中より湯上がりの爽快感を楽しむこととなる。

また、最近ではシャワーが一般化して、目覚めにもひと役かうようになってきた。目覚めにくい朝は熱目のシャワーにかぎる。シャワーを熱くするのは決して高温湯の代用ではない。まして、シャワーだけでは暖まりにくい、カゼでも引いては大変といった意味でもない。

朝のあつあつシャワーは交感神経を刺激する作用があるためである。

あつあつシャワーは朝の自律神経切り換え促進に大活躍すると思えばよい。夜間は副交感神経が主役。そして朝ともなれば昼間の主役たる交感神経にバトンタッチする。

バトンタッチが遅れやすい人は夜型人間に多い。また、前夜入眠困難で思わぬ宵っぱりの朝寝となる場合もあるだろう。

理由はともかく、朝の目覚めが困難ならば自律神経の交代が遅れている証拠である。そこでなんらかの促進行為が必要となる。促進行為の最もポピュラーなものが、あつあつシャワーだ。あつあつシャワーの強い（本当は〝熱い〟だが）刺激は副交感神経に甘えていた肉体を直撃し、一挙に交感神経あふれる活動タイプに変身させてくれる。

同じ手口を夜にくり返してはいけない。

朝はそれなりに理由があるから結構。だが、夜間は絶対に許されないのである。熱いシャワー、高温湯はともに眠りには不向きなのである。

●催眠作用をもつ長時間の低温ブロ

熱いシャワー、高温湯では当然ながら高温のために皮下の血管は拡張を始める。血管拡張は副交感神経の領域だ。それならば眠りもつくられるはずだと思いたくなる。が、高温による血管拡張がそのままで終わらないところに問題がある。

熱いシャワー、高温湯はいってみれば急速高温化である。体温だって急上昇。そこで、上がりすぎた体温を急速放熱することとなる。だから血管も大急ぎで拡張し、血液に熱をのせて体表から放熱する。

しかし、シャワーを含めて入浴後の湯冷めは一種の宿命であり、必ず起こる現象である。つまり、血管拡張による放熱こそ湯冷めである。

しかも、あれだけ大急ぎで拡張した血管からはどんどん熱が放散されている。放熱がつづいて体温が下がりすぎては大変。一変して血管収縮に働き出し、放熱阻止にはげみだす。

そして、シャワー、オフロが高温であればあるほど、放熱阻止の血管収縮は強くなる。

血管収縮が始まれば、そこはもう交感神経の世界といえる。

朝の熱いシャワーは交感神経活躍の昼間の直前だから結構。だが、夜間、入眠直前は絶対に許されない。交感神経が盛んになって覚醒中枢が働き出すからである。

もちろん、入眠時間の大分前の夕方ならば高温湯はかえってよろしい。オフロによる興奮は一時的なものである。時間がくれば生体リズムにしたがってやがては鎮まり、副交感神経へのバトンタッチも必ず行われる。また、交感神経の興奮度が高いほど、バトンタッチ後の副交感神経は確実に働き出す。そして確実な眠りが約束されることとなる。

入眠直前には低温長時間湯がすすめられる。低温だから急激な体温上昇はないし、急速な熱放散も必要ない。交感神経とは無関係といえる。

それどころか、低温長時間湯は副交感神経に働きかけて、鎮静作用や催眠作用をつくり出す。

事実、神経症による不眠や神経症そのものの治療に用いられているくらいだ。三十分ぐらいは入りつづけられる温度にして、催眠ブロを楽しんではいかがだろう。

●交感神経を刺激せずにコリを消せる入眠前の軽い運動

オフロのかくれた効果にコリ退治がある。そして、コリは不眠と深い関係をもっている。コリのなかでも首のまわりのコリ、肩コリは不眠の大敵である。首、肩にコリをもつ人のほとんどは不眠といってよい。

コリは筋肉のうっ血である。うっ血は血流のとどこおったものであり、血管の拡張いかんによって生ずる。

筋肉を使えば当然多量の血液が筋肉内に流れこんでくるだろう。ところが、主として排水管に相当する静脈血管が細いままだとしたら、簡単にうっ血が生じてしまう。

静脈系をふくめて血管の太さには自律神経がからんでいる。静脈系の拡張が不充分でうっ血が生じるのは、取りもなおさず交感神経が盛んになった証拠といえる。

からだは動かさずとも、気を使っただけで肩がこる。「気を使う」とは、すなわち交感神経の活躍である。いいかえれば交感神経が盛んになれば、からだのどこかにコリが発生する。

逆にコリは交感神経の活躍の証しといえるのである。そして、コリがあれば眠りにくいということになってくる。

特に首、肩のコリはいけない。

脳への血液循環量も減少させて、交感神経はより興奮。不眠傾向はますます増大する。

よく、ハリで不眠を治すと耳にすることがあるだろう。ハリと不眠の間に存在するものはコリであり、ハリはコリを消して不眠を解消しているのである。

コリといえば、誰しもすぐに連想するのがマッサージだろう。マッサージとは他人が筋肉を動かしてくれるもの。そして、自分で動かせば運動となる。そういう意味からも入眠前の軽い運動はすすめられる。軽い運動ならば交感神経を刺激せずにコリを消せる。

ただし、入眠前にまちがっても強い運動をしてはならない。また、勝負にこだわりやすい運動も禁止。いたずらに交感神経を興奮させてコリも消えず不眠だけが残ることになる。

●誰でもたやすくできる自己催眠術

筋肉にはまだまだ面白い性質がある。眠りに関係深いものを紹介しよう。随意性の筋肉が不随意性の自律神経をコントロールできるというのである。

不眠の最後の決め手として「催眠療法」を用いる人も少なくない。また、催眠療法は多くの型の不眠にたいしてきわめて有効でもある。

が、難点がないわけでもない。それはテクニックの難しさにある。

催眠療法は「他者催眠」、他人に施行してもらうものと、「自己催眠」、自分で自分に施行するものとに分けられる。

そして催眠療法は暗示療法のひとつである。暗示療法といえば施行される人が施行する人を絶対的に信頼しなければ成り立たない。いわゆる「ハロー現象」である。わかりやすくいえば、自分より偉いと見られる人からの情報は素直に受け入れるという現象だ。

他者催眠は別として、自己催眠ではハロー現象が大きなネックとなる。

どうしたって自分自身が自分より偉いと思えない。だから同等の自分から出る情報を素直に信じられないのである。

おまけに催眠療法は現実にありにくいことをしばしば暗示する。たとえば〝手が空気より軽くなって、天井のほうに吸いよせられる〟といったたぐいである。同等の自分から出た、それも現実になかなかありえない情報をどうしてたやすく信じられるだろうか。

ここに自己催眠の最大の難点がある。そして、あたらすばらしい療法が実行しにくいものとなってしまうのである。

自己催眠は次の六段階に分かれて行われ、だんだんと深い催眠状態に入っていく。

①両手、両足が重くなる。

②両手、両足が暖かくなる。

③胃のあたりが暖かくなる。

④心臓が静かに規則正しく動いている。
⑤呼吸がとても楽になる。
⑥額がとても涼しくなる。

ここで心して各項を見てもらいたい。各項はすべて自律神経、それも副交感神経と関係の深いものばかりである。自己催眠も別名〝自律神経法〟と呼ばれているくらいだ。自律神経の訓練ならば暗示ばかりが唯一無二の方法ではない。また、交感神経と副交感神経の基本的な相違点は活動と休息にある。そして活動は緊張に、休息は弛緩と見なすことができる。

ここまでくれば峠は越した。

まずからだのなかで自分の意志により緊張と弛緩をつくり出せる器官を探し出す。そして、その器官を通して緊張、弛緩をくり返しながら、自律神経をコントロールすればよいではないか。

これがずばり大当たり。すなわち「筋肉自律訓練法」なのである。

方法は簡単だから、ぜひあなたも試してもらいたい。

まず、こぶしを強くにぎる。

次いで、手や足を棒のようにのばして、全身に力を入れて強い緊張状態をつくる。

この状態を五～十秒つづけた後、口から大きく息をはきだしながら、全身の緊張を一挙にゆるめてやる。弛緩にもちこむのである。全身に入れる力が強いほど力もぬきやすいし、十二分にぬけるものだ。

次に、全身の力をぬいたあと、二十～三十分なにもしないで自分をなげだしてしまう。弛緩状態をしばらくキープするのである。

ビギナーでも、弛緩状態のあいだに三分ぐらいは脳をからっぽにできるものだ。少し練習すれば心身ともに深い休息状態に入って、自律神経の安定がはかれるようになる。

●副交感神経が働く条件さえつくればあなたは五秒で眠れる！

全身の力をぬくことは意外に難しいものである。力のまったく加わらない弛緩状態そのものが体験的にわからないからだ。弛緩状態は次のような方法で体験すればわかりやすい。

オフロのなかで腕を沈めるには、意識的に肩や腕に力を加えている。だから完全に力をぬくと腕は自然に水面にうかんでくる。

このときが筋肉の弛緩した状態である。この状態を体験的におぼえておいて、力をぬくときの目標とする。

筋肉自律訓練法は暗示はいっさいなしだから誰でも実行可能だ。そして、深い副交感神経コントロールもできる。

筋肉自律訓練法を床のなかで実行する。一カ月も練習すれば、面白いように眠れるようになる。寝つかれない夜のために、また、五秒間入眠のためにも、ぜひ練習してもらいたい。

自律神経はいってみれば生体リズムと一致している。それだけに生活のなかに密着もしている。

密着しているのだから、考えようによればいくらでも自律神経の調整はできるのである。ただ、われわれがそのチャンスを見落としているだけなのである。これではいけない。

いつまでたっても五秒間入眠は不可能だ。

ねらいはあくまでも副交感神経である。副交感神経が働く条件さえつくれば、眠りはいっそうあなたの身近にくるだろう。

Ⅲ

より深く眠り、さわやかな目覚めを生むこの秘訣

熟睡するには三つの〝本能〟を満足させろ！

●熟睡はいつ、どうやって訪れるか

熟睡は眠りの王者である。深い熟睡があればこそ、エジソンも三時間睡眠で精いっぱい働けたのである。

また、充分な熟睡は必ずといってよいほど、さわやかな目覚めをもたらしてくれる。終わりよければすべてよしということばがピタリといったところだ。そしてさわやかな目覚めは、少々の寝不足などふきとばしてくれる。

では、王者たる熟睡はどのようにしてつくられるのだろう。なにしろ眠りは一種の意識消失で、なにもわからない間のできごとだ。熟睡解明もまことにやっかいである。

しかし世の中は〝窮すれば通ずる〟ものらしい。非常に面白い生理的条件がみつかった。すなわち「本能行動が完了し欲求充足の状態となれば、動物は外界に無関心となり休息し眠ることがある」とは、生理学の定義である。

要するに本能さえ満足させれば、まわりに少々の騒音があってもぐっすり眠れるというわけである。まさに、敵は〝本能〟寺にあり、ではないか。

本能の定義については、ご存じの人も多いだろう。「経験という学習を必要としない要求や行動」である。定義は簡単、だが種類や分類になると、いろいろ学説があって一定ではない。

●「群・食・性」が人間の基本本能！

ひと口に本能を満足させるといっても、数多い本能たちをすべて満足させることは不可能だ。そこで、本能の基本的なものをひろってみると、群居本能、摂食本能、性本能になる。眠りは安全安心の群居本能に含まれる。

三つの基本的な本能たちは、なんと睡眠中枢のある大脳辺縁系が支配しているのである。大脳辺縁系が司る本能たちが満足すれば、大脳辺縁にある睡眠中枢が働き出す。つまり、この基本の三本能こそ、熟睡のカギといえるだろう。

ご存じのように人間はきわめて高度な精神活動をしている。高度な精神活動は決して脳の一点といったせまい範囲から生ずるものではない。脳の総合力として現れてくる。そして、脳の総合力とは脳内の密接な連絡によってつくられる。

基本的な本能も、決して完全独立といった形ではない。密接な連絡によって形作られる。ましてや、睡眠中枢のあるとおぼしき網膜体は情報連絡の中継点だったはず。情報の波は、押しよせるどころか、まともにかぶることになる。

こうしてみると、高度な精神活動もありがた迷惑。眠ることに関しては、本能先行の下等動物のほうがずっと有利だといえる。

しかし、高等動物の人類だって睡眠は絶対に必要だ。そこで、たくみな本能コントロールが大切な課題となるわけである。

●熟睡をさまたげる原因は、あなたの心に潜んでいる！

中年女性の不眠なんて珍しくもない——と思いながら、私はA夫人を診ていた。ご主人は一流企業の中堅どころにがんばっている。二人の子供は超一流とはいえないまでも、相当に名のしれた学校に通っている。

経済的にも家庭的にもめぐまれた彼女が眠れないという。入眠はできるのだが深くは眠れない。いつも睡眠不足、頭が重い、だるいといったお定まりのメニューを訴えている。

私はくどいほど彼女の生活ぶりをたずねてみた。規則正しいご主人に合わせているから生体リズムに乱れはない。暖かいファミリーにかこまれて自律神経もほとんど安定している。

そんな彼女がこういった。「私、パートに出たいんです。でも主人がいい顔をしてくれません」

経済的に不自由がないのに、なんでパートにとご主人も思っていたという。

いよいよ睡眠薬かなと思い始めていた私は、「ものは試し、パートに出てごらんなさい」と、半ばやけっぱちに答えた。

それから一ヵ月もたたないうちに、A夫人がひとりで訪ねてきた。

「先生、大成功。バッチリ眠れます」

なにやら言葉使いまで変わっていた。パートが面白くて仕方がない。毎日が楽しいという。そして、しみじみといった。

「主人や子供たちが出かけたら、あとはマンションの白い壁とにらめっこの毎日、淋しかったのかしら。でも不思議ですわね。あんなによい主人や子供たちにめぐまれているのに……」

彼女の不眠は、白い壁症候群である。めぐまれすぎた主人や子供たちが原因だったのだ。恵まれすぎているから、主人や子供たちが会社や学校に出掛けた後の孤独感がたまらなく寂しい。白い壁に囲まれた自分が哀れにも無価値にも思える。

要するに彼女の群居本能が不満足だったのである。めぐまれすぎたという自覚の影で、部分的不満が大きく育ったのである。

●〝群れ〟のなかにいるからこそ安眠できる

もともと人間は非常に弱い動物だ。強力なキバもツメもなく、速く走れる足もない。弱ければ群がる以外に安全はない。だから、大家族制度が自然につくられたのである。

それが核家族化。わずらわしさからは、たしかに解放された。また、一見すれば小単位ではあるが群がっている。しかし、A夫人のような部分的不満は、かえって増えつづけているのである。

私はいつも鏡と話し合う老夫人を知っている。はじめて会ったとき、一瞬精神障害かと真剣に思ったほどだ。よく聞いてみれば、悲しい生活のチエであった。

熱帯魚のグッピーですら、一匹と二匹では食欲がちがうという。そして一匹プラス鏡でも食欲は増すそうだ。

私たち人間は高等動物だけにグッピーほど正直になれない。だから、遊び心といった、いらざる工夫をして本能をごまかそうとする。

また、A夫人のように白い壁に本能が押しつぶされそうにもなる。

人間は常に群がることを忘れてはいけない。群がらなければ、一匹狼の運命が待っている。

一匹狼はいかにもあわれである。絶えず恐怖にさらされ、心の安らぎのないままに、性格も凶暴になり、最後には狂死することさえある。あなたも決して家庭や会社の一匹狼とならない努力は絶対に必要だ。

熟睡できない人は、まず群居本能を見直してもらいたい。暖かい群れのなかには必ず熟睡が待っているのだから。

●眠りに誘う深呼吸

深呼吸は簡単で強力な副交感神経を招く方法の一つである。

だれでも呼吸をしているのだから、ちょっとした工夫をプラスすれば、効果はバツグンに向上する。

しかし深呼吸には、いろいろと疑問がある。鼻呼吸か、口呼吸か、胸式呼吸か、腹式呼吸か。

深呼吸は自律神経とも深い関係がある。原則的に息を吸うときは副交感神経の支配、吐くときは交感神経の支配といわれている。

結婚式などでのスピーチでは、しゃべり慣れた人でも、緊張する。心臓はドキンドキンと早鐘を打つように鼓動する。顔はのぼせて真っ赤。交感神経の過剰緊張状態である。

こんなとき、ほとんどの人は深い呼吸、すなわち深呼吸を繰り返すだろう、半ば常識的に。でも、落ち着かない。

理由は深呼吸に慣れていないのと、慣れていないから下手だからである。

呼吸の原則は息を吸うときは鼻呼吸であり、吐くときは口呼吸である。そして深呼吸のコツは吸うときも吐くときも、超ユックリで行う。

息を吸うとき口呼吸でない理由は、口腔粘膜が乾燥して、細菌やウイルスを追い出す繊毛運動が損なわれるから、大量の空気が一気に入り酸素補給が飽和状態になるからなどである。

最近、広島大学大学院耳鼻咽喉科教室からは、鼻とその周りの副鼻腔ではたくさんの一酸化窒素が作られるとの報告がある。

一酸化窒素は、血管の筋肉に作用して血管を拡張し、血流を増大して、血液循環の調節に大きな役割をしているという。

新しい報告ばかりでなく、海に潜る海女さんたちも昔から深呼吸のお世話になっている。

海女さんは深呼吸を常用している。そして、その特徴は息を吐くとき、口笛を吹くように、口を狭める点である。

口を狭めて息を吐くと、副交感神経の働きが盛んになる。また、いくら慣れたといっても海中には恐怖がある。当然交感神経も興奮する。好き嫌いや恐怖の感情を生みだす扁桃核が興奮する。もちろん交感神経もいきり立つ。

これでは、海の恐怖から解放もされない。そこで、口を狭め、海から無事に出たぞという安心感を求める。同時に副交感神経も優位になる。

海女さん式深呼吸は、肺気腫や慢性呼吸器疾患の肺リハビリにも応用されている。

では、深呼吸の効果から行こう。血圧低下、全身の血行改善（従って、冷え性や肩こりも改善する)、ストレス減少、そして快眠などである。

これらの効果をよく見てもらいたい。いずれも副交感神経支配のものばかりである。快眠があげられて当然である。

では快眠、熟睡のためにも、深呼吸の実際に移ろう。世にいう訓練法は次の通りである。

まず全身の力を抜いて直立する。両手を水平方向にゆっくり大きく広げ、胸を張りながら、鼻から吸い込む。肺いっぱいに空気を吸い込んだら、三秒くらい呼吸を止める。

呼吸を止めると、息苦しくなる。ここがポイントである。息苦しくなると、脳内ではセロトニンというハッピーホルモンを分泌する。そして副交感神経をさらに優位にもする。

次に広げた両手を戻しながら、ゆっくり息を吐く。このとき、海女さんのように口笛方式で吐く。副交感神経がさらに優位になって、眠りには好都合である。

腹式呼吸か、胸式呼吸か。当然ながら、両呼吸を混ぜて行ったほうがよい。しかし、腹式呼吸はちょっと難しい。特に腹筋の弱い女性は苦手とする。

実際には、腹式呼吸は難しくない。電話帳のような、やや重めの本をお腹の上にのせる。この本が上下するように呼吸すれば、すぐにコツがつかめる。

深呼吸はいつでもどこでも、道具も不要で行える。回数も、ヒマとチャンスがあれば一度に四、五回行う。また、効果も広範囲におよぶ。

深呼吸について書き出せば、本の二、三冊はラクに書けるほど奥が深い。しかし本書は眠りについてのものである。この辺にとどめておくが、眠り下手の人はぜひ試みてもらいたい。

●「腹いっぱい食べる」だけでは熟睡できない

「ハラの皮がつっぱれば、目の皮がたるむ」

この諺は悲しいかな、もう現代人には通じないらしい。しかし動物園ではいまだに大手をふって通用している。長年上野動物園で猛獣飼育をしている某氏によると、けだものたちはおおむね食後はトロンとするという。

同じ動物界の一員である現代人に、どうして満腹睡眠の原理が通用しないのか。本当は、しないのではなく、しなくなったのである。

大正十四年の国立栄養研究所報告第一巻第一号には、次のような実験がのっている。興味深いので原文のまま記すことにする。

「断食日数の進むに従いて、睡眠時間は減少す。平素睡眠の容易なる人はさまでにはあらねども、いわゆる腹つき悪き人は徹宵睡眠されず。その間、食欲に関する観念を以って甚だ苦痛とせり。夢の中に現るるはみな飲食に関す事柄なり……」

やっぱり大正人は満腹睡眠人だったのである。

現代の満腹不眠の原因については、私考だが次のように考えたい。

現代日本人は恐ろしいほどの飽食である。だから食べることに対して、感謝の念がない。その証拠がこれだ。一年間に一〇〇〇万トンもの量が残飯となって捨てられているのが最大の証拠であろう。

また、史上珍しいほどの軽食時代でもある。主婦の六十％以上がパートもしくは職業についている。その主婦たちを支えているものが数多いインスタント食品とコンビニグルメたちである。

その結果か、最も恐ろしい孤食が誕生した。家族と同居しているにもかかわらず、ひとり、あるいは子供だけで食事する人が約四十％にものぼっている。案の定、食事が楽しくないとの訴えが、朝食で六十％、夕食でも三十％を越えているという。

飽食、軽食、孤食の三食は、なにを意味しているのだろう。

それは食事の基本となる〝食べる喜び〟を、完全に破壊したのである。レストランに入ってもわかる。ニコリともせず機械的に食物を口に入れる人、キョロキョロあたりを見まわしながら食べる人などなど。そして多くの人が食べ残しをして席をたっていく。

誰ひとりとして目を輝かせ、かぶりつくような、食べる喜び、感激の念をもって食べていないのである。まるで栄養補給の義務行為といった感じで、食事を終える。

食本能の満足とは、物理的満腹ではことたりない。「目的行動には努力をし、目的を達成して本能が満足したら、周囲に無反応となり、眠る」の本能行動はケモノの世界だけに通用する公式になったのであろうか。

人間はすぐれた精神活動をもっている。その精神活動に支えられた食本能が、喜びもない満腹だけでは満足するだろうか。現在の満腹は物理的満腹であって、本能をごまかしているにすぎない。

飽食は本能をだまし、軽食は本能をやせさせ、孤食は本能を絶望へと落としこむものである。こんな状態では、熟睡がつくれるわけがない。

あなたは喜びをもって夕食をとっているだろうか。もし答がノーだったら、ただちに食卓改善を実行してほしい。食べる喜びを、食べられる感謝をいっぱいに感じたら、熟睡キップを入手したと思ってよろしい。

●「心地よい疲れ」が熟睡に直結する！

人間の性本能は他の動物のそれとくらべてたいへんな変わり種である。種保存の大目的のほかに、快楽という付録がついているからである。

種保存か、快楽か。解答は個人の自由にまかせよう。しかし、もっと大きな問題が残されている。それはあまりにも簡単に性の相手が手に入ることである。入手簡単ならば結構な話で、さぞかし性本能も大満足、と思われるだろうが、事実はまったく逆である。

大切な目的行動には努力をすることが、完全に抜け落ちているのである。

性本能をわかりやすく、自律神経にあてはめてみよう。性の相手を探すまでは交感神経の領域だ。緊張をもって探さなくては、良き相手が見つかるわけがない。つまり良き相手を探す努力が必要なのである。

そして性行為。終了直後は、心地よい疲労感とともに、副交感神経の支配下にはいる。終了後も副交感神経はますます増大。いわゆる心地よい疲労感は増大して、問題の眠りにつながっていくわけだ。

この場合、前半の交感神経の緊張度が高いほど、後半の副交感神経は盛んになる。眠りも熟睡へと導かれる。

前半の緊張不足とは、いわずもがなのイージーすぎる相手探しである。苦労さんたんの結果、手に入れたものは宝である。宝だからこそ王者にふさわしいものとなれる。

性はぜいたくで、愛情というたくさんのお供が必要――。自動販売機的セックスは、たんなる肉体の結合にすぎない。征服欲を満足させるだけで、本能は満足してくれない。自動販売機的セックスは性病増加の手段とも考えたくなる。

愛情という、きらびやかなお供にかしづかれれば性本能を満足できる。そして、あなたは眠りの王者の座につくことが可能となる。

短時間でもあなたは必ず熟睡できる！

●「レム睡眠直後に起きる」が鉄則

眠りは決して夜に始まるものでない。朝目覚めたときから夜の眠りが始まる。そして、さわやかな目覚めこそ、熟睡のカギである。

さわやかな目覚めは覚醒のタイミングによって決まる。いくら長時間、それも深く眠ったとしても、目覚めのタイミングがずれては一巻の終わり。不満足な眠りを自覚することになる。

熟睡のポイントは、眠り下手退治の基礎として、定刻起床が重要である。定刻起床とあれば浅長眠の人にとっては、辛い朝となることは必定だ。そこで、辛い朝を辛いと自覚させないことも重要なコツになる。

辛ければどうしても実行しにくいだろう。しかも順応期間（慣れるまでの期間）を考えれば長い期間が必要になる。つらい朝が長期に続くとあれば、聞いただけでもしりごみしてしまうだろう。

同じ退治法ならば、できるかぎり苦痛は少なくが最良といえる。いずれにしても、さわやかな目覚めこそ短時間睡眠実行の最大の武器となる。

さわやかな朝はレム睡眠直後の目覚めによって可能となる。

睡眠が覚醒近くまで来ていれば、ここで目覚めても寝不足感はないはずである。

つまり心地よい目覚めは、朝方のレム睡眠時にのみ得られるのである。このチャンスを逃せば、即ちノンレム睡眠の途中で目覚めれば、いかに長時間眠っても寝不足感に襲われる。

つまりはレム睡眠時は目覚めに近い。目覚めに近いタイミングで起床すれば、目覚めの苦痛は少なくなるし、寝不足も感じない。

眠り曲線の浅い眠りと深い眠りをワンセットとする。このワンセットは一晩に平均四、五回繰り返す。

そして目覚めを最終セットにあわせれば、確実にさわやかモーニングが約束される。レム睡眠時を確実に狙えば、早朝でも想像以上のさわやか目覚めが得られる。これが習慣となれば、つまり短眠にもなれるし、熟睡も自動的に深くなる。

素早い入眠、より深い眠り、レム睡眠を利用した心地よい目覚めがあれば、思い切った健康短眠も不可能でない。

●「八時間睡眠」には何の根拠もない

貝原益軒の有名な養生訓に曰く、「つとめてねぶりをすくなくし、ならいて慣れぬれば、おのづからねぶりすくなし」。

当時は食欲、色欲、そして眠りの欲を忍ぶことが健康的であるとされていた。

当時の健康法の是非は別として、養生訓の文句を分析してみよう。

「ならいて慣れぬれば」とは、素早い入眠、より深い眠り、レム睡眠の利用を工夫して習慣とすればということではないか。そして、「おのづからねぶりすくなし」とは短眠可能ということにほかならない。

古来より、短眠熟睡は活動家の夢であり、短眠によって余った時間を有効に使いたいと願ったからだろう。

もともと八時間睡眠説の根拠はきわめてあやふやなものだ。さかのぼって十二世紀。ユダヤの哲学者であり医師であったマイモニデスが八時間説を提唱したといわれている。

これは八という数字が二十四時間の分数であり、一日の睡眠時間にぴったりの配分ということから考え出されただけ。どんなにひいき目に考えても科学的とはいえないようだ。

八時間説をくつがえすように、短眠成功者は少ない数ではない。先にふれたエジソンのほかにもピョートル大帝、ベヒテレフ、そして新しいところでは英国の元首相マーガレット・サッチャー女史。

彼女はだいたい四時間くらいの睡眠が毎日だったという。睡眠を四時間に切りつめての英国病治療、その意気や、まさに壮たりといったところである。

だからといって、八時間睡眠説を完全否定することもできない。世界各国や各地区の人間は、誰に言われたわけでないのに、平均六〜八時間は眠っている。八時間睡眠は自然要求なのかもしれない。

その自然説を跳ね返すのが、現代の時間感覚である。

遠い過去の移動はすべて足、照明はローソク、情報は口の時代ならば、ゆっくり八時間睡眠も許されたであろう。

現代は秒単位の早さで変化する。のんびり睡眠は許されない。だからこそ、健康短眠が求められるのだ。

●入眠前に〝くつろぎの時間〟をもて！

短眠をねがうならば、四十八時間一単位の睡眠リズムはどうだろう。

四十八時間、つまり二日を一単位としている人たちは意外と多いものだ。警察官、消防署員、鉄道員、タクシー運転手といったところである。

二日一単位生活では一日目はほとんど二十四時間勤務、そして二日目は全休となる。問題となるのは二日目の休養の取り方である。

休養の取り方は個人差もあるが、たいてい次の二つのパターンに分けられるという。

第一のパターンは二日目の早朝に帰宅して軽く朝食をとってすぐに床に入り、三、四時間眠る。その後は普通に生活して、その夜は少し早目に眠る。

第二のパターンは帰宅後も午前中は起きていて、午後二〜四時間昼寝。夜は普通に眠るといった形である。

二つのパターンの共通点は、帰宅後ただちに眠らないことである。

一方は朝食というくつろぎ時間をもち、片方は午前中をなにもしないでくつろいでいる。帰宅後すぐには諸器官の活動レベルがまだ高いので眠るに眠れない。くつろぎ時間をもうけて高まった活動レベルをクールダウンするわけである。

ここにも入眠のコツがみられる。一般の眠りにも入眠前にくつろいでのクールダウンは絶対に必要である。入眠直前まで神経がカリカリするような会話をしていては、素早い入眠も不可能である。

では、心のくつろぎは、いかにして得られるのだろうか。やはり自律神経の調整である。具体的な方法だが個人の好みもあるから、指定はできない。しかし、いずれの方法も副交感神経優位を目指している。

日頃から、自律神経のバランスを心掛けていれば、こういうときにもすぐに対応可能になる。

●二日一単位生活をうまく使えば非常に便利

また、どちらのパターンでも二日間の睡眠時間の合計は、普通人のそれより短いのも特徴となっている。

つまり二日一単位に生活する人たちは短眠熟睡型が多いらしい。短眠熟睡を可能とするためには、それぞれに入眠前のクールダウンの工夫をこらしている。五秒間入眠、さらには短時間熟睡を望むわれわれも、学ぶべき点が多いと思われる。

二日一単位生活をうまく使えば非常に便利である。合計睡眠時間がなにしろ少ないのだから、余分な時間はたっぷりある。おまけに熟睡によって知力、体力が回復しているとあればいうことなし。

実行検討の必要大いにあり、とされたい。

以上のように、眠りは生体リズム調整の最大ポイントとなり得る要素をひめている。

だいたい、平均八時間にもわたる単一で継続する生理行動が、眠り以外にあるだろうか。

一日の始まりの朝の多忙さだってせいぜい十分か二十分。食事にしたって一時間がやっとだ。

眠りは七、八時間にも及ぶ巨大な単一行動である。眠りは生体リズムに少なからぬ影響力をもつこととなる。おまけに眠りの八時間のうちにはレムとノンレムという山と谷がある。決して単調な行動ではない。変化があれば調整の余地も充分ある。

また、急速入眠、深い眠り、さわやかな目覚めの三条件のうち二つまでが満足されれば、残るひとつは連続的に生じる。

五秒間入眠も深い眠りとさわやか目覚めがあれば、実行はすこぶる簡単だ。われと思わん人は大いにチャレンジしてもらいたい。

爽快な目覚めはこうして訪れる!

●心地よい目覚めが飛躍的な能率アップを生みだす!

深い眠りが夜の王者ならば、心地よい目覚めは朝の女王である。

夜の王者が短眠を可能にするなら、朝の女王には入眠を早める力がある。そして王者、女王がそろえば、夜の短くなった現代人の救い、短時間熟睡、生体リズム調整といった夢を実現してくれる。

眠りに関しては、〝終わりよければすべてよし〟という諺がまさにピッタリ。心地よい目覚めこそ深い眠りの証明でもある。まさに、心地よい目覚めは、その日一日のグッド・スタートとなり得るのである。

以前、米国のある自動車メーカーが会社全体をいくつかのグループに分けて、能率アップのコンテストを開いたことがある。もちろん、報奨金つき、おまけにアイデアによっては今後社則にも取り入れるとの意向まで発表した。

これを聞いた社員たちは大いに張り切った。わがグループこそ優勝へ、いや、アイデア発想者として永く社則に名を残そう。こんな思いを胸にひめて、大いにチエをしぼった。

あるグループは二班に分かれ昼夜兼行システムを、また、別のグループはやぶれかぶれ的無制限残業システムを。このほかにもいろいろチエをしぼってコンテストに挑戦をした。

しぼりにしぼったチエも、実行に移すとなるとなかなかうまくいかないものだ。けっきょく最後にのこったのはたった二つ。サラリーがアップすればがんばれるとしたグループと、心地よい目覚めグループだった。

たしかに報酬増額の喜びは疲れを忘れさせる力をもっている。給料アップこそサラリーマンにとって最大の喜びにほかならない。当然能率も上昇する。

しかし、ここに落とし穴があった。サラリーアップという喜びは長つづきしないのである。いわゆる慣れ現象である。長期にわたると、それなりの不満が現れて能率は低下し始めた。

その点、心地よい目覚めグループはちがっていた。まず、能率アップがすばらしい。アップ率三十%以上、作業ミス率はゼロに近いという。おまけに、こんな高率で長期運営が可能だったのである。

日本車が進出する以前のアメリカの自動車メーカーは、名実ともに世界一だった。そうした実績も、働く心理を巧みに見ぬき、目覚めの生理を把握していたからこそだといえるだろう。

●からだのだるさはこれが原因だった！

たしかに目覚めにはすばらしい力がひめられている。生体リズムが乱れ、夜型となっても、調整は朝の目覚めによって始められる。決して早期入眠からではない。

入眠から始めると、調整は失敗するケースが多い。夜にめっぽう強くなった夜型人間を、はやばやと寝かしつけようとしてもムダな試みである。やはり早朝の目覚めにこそ、調整可能のカギがある。

しかし、なんでもかんでも朝早く起きればよいというわけのものではない。自動車メーカーのコンテストでもわかるように、心地よい目覚めでなければいけない。

心地よい目覚めは適度な交感神経の興奮につながる。交感神経が適度に興奮すると働き者になるのだ。だからこそ、能率は三割以上もアップし、作業ミスもゼロに近づいたのである。

心地よい目覚めがよき一日のスタートとなれるのも、すべて交感神経の適度な興奮につながるからである。

再々のべたように、夜の副交感神経と昼間の交感神経は朝に交代する。そして、目覚めは交代のポイントである。ポイントの接続でつまずいたのでは、生体リズムもスムーズに交感神経へと移れない。移れなければ、その日は必ずやブルーデイとなってしまう。

厚生省から発表された国民健康白書のなかに、注目すべき記録があった。

朝起きたとき八十％以上のサラリーマン諸士がからだがだるい、病気らしい、今日こそ会社を休もうと思うそうだ。そして、そんな心を抑えながら、家族のために毎日出社していく……。だるい、ぐあいが悪いといいながらも、毎日出社できるのだから病気ではあるまい。つまり、心地よく目覚めていないのである。

生体リズムが活動の交感神経路線にのり移らないままで出社していったのでは、会社にいってもやる気が出ないのは当然だ。日本の管理職の皆さんのがまん強いこと、また、管理システムのりっぱなこと、皮肉ではなく頭の下がる思いがする。

会社単位の話はひとまずおこう。問題は本人。からだがだるいまま、すなわち交感神経にのり移らないままの生体リズムでは、本人が一番つらい。

誰のためでもない。自分自身のために、心地よく目覚めるべきである。そして活気にみちた、才気あふれる一日を迎えてもらいたい。

●レム睡眠が終わった直後に起きるこの工夫

心地よい目覚めづくりは決して難しいことでない。レム・ノンレムの睡眠曲線にしたがって、レム睡眠直後に目覚めるようにするだけでいい。

レム睡眠直後の目覚めならば、慣れない早起きもさしたる苦痛でない。逆に、レム睡眠を無視しての早起きはつらい。きっと眠りの王者からの強いしっぺ返しなのだろう。

心地よい目覚めのカギは一にも二にもレム睡眠がにぎっている。レム睡眠が覚醒に近づく、その瞬間は難しいとしても、レム睡眠期を外すと、目覚めも厳しくなる。

大人では全睡眠の二十%となるレム睡眠も、生まれたての赤ちゃんでは五十%。赤ちゃんは平均十六〜十八時間眠るから、レム睡眠が八〜九時間となる。

赤ちゃんを眠りの途中で起こしたらたいへんだ。半分がレム睡眠中だから、うまいタイミングが難しい。レム睡眠中に起こされたら、むずかる率も高くなるわけである。

といわれても、レム睡眠の見分けが難しい。

睡眠の前半には深いノンレム睡眠が多くみられ、脳を休めている。この時期に起こされてもなかなか目が覚めない。

睡眠の後半には、つまり朝方になると、深いノンレム睡眠は少なくなり、浅いノンレム睡眠やレム睡眠が増える。このために、目覚めやすいと考えられている。

レム睡眠の特徴は、こんな具合だ。

＊眼球が動く

目を閉じていても眼球の動きはわかる

＊八割近くは夢を見ているようだから、ムニャムニャ口を動かしたりする
＊そのくせからだはぐったり
＊呼吸がやや不規則、あらくなる

こんな兆候が現れたら、レム睡眠と思って良いだろう。推定だから、はずれることもある。

大人ならば時間的に朝近くなれば、レム睡眠もノンレム睡眠も浅くなる。要するに、心地よい目覚めは、夜中の熟睡度の影響が大きい。

その点、大人はラクだろう。睡眠時間も夜に集中しているし、レム睡眠の周期も一時間半から一時間四十分。長くて二時間とほぼ正確。おまけにレム睡眠の特徴もはっきり見られるからだ。

ただし、いかにレム睡眠をねらうといっても、第一回目の直後はやはりつらい。睡眠の絶対量が少ないし、短眠にも慣れていないためである。

世の短眠成功者は平均して三時間から四時間睡眠である。古いところではロシヤのピョートル大帝の三時間、新しいところではサッチャー元首相の四時間。二人とも一時間半から二時間、平均的レム周期の第二回目に目覚めていることになる。

二回目のレム睡眠となれば量的にもまあまあだし、心地よい目覚めとなるはずだ。睡眠深度も深くなるから、熟睡短眠型になる。

短眠成功者は単に睡眠時間を切りつめたのではない。知ってか知らずか、それとも必要に応じてか、自分の睡眠リズムに合わせてレム睡眠を操作しているともいえる。

普通の人でも二回目は難しいとしても、三回目、四回目となれば困難ではない。目覚めも二回目よりもっとすばらしいものとなる。

また、話は戻るが定刻起床は、慣れれば心地よい目覚めの決定的な手段となる。

●「どうしても朝早く起きられない」はこれで解消できる！

ここで心地よい目覚めづくりの実例をお目にかけよう。といっても、つらい早朝起床のくり返しでといった話では、新鮮味がない。まったく逆から早朝起床に成功した話をする。

私は先に生体リズム調整の出発点は朝としたいとのべた。さらに調整点を夜にすると失敗するケースが多いとものべた。

しかし、世の中にはどうしても早起きがイヤ、早起きするくらいなら心地よい目覚めはいらない。いや、目覚めどころか不眠のままでもかまわないといった強硬派だっているだろう。

目覚めどころか不眠退治も不要といわれては、本書の存在価値がなくなってしまう。そこで、逆方向からの心地よい目覚めづくり成功の実例を取り上げる次第である。

K・S氏は三十二歳、ある広告代理店に勤務している。広告代理業とは相当な不規則生活になるらしい。彼は完全夜型人間になっていた。

だが、広告には常にスポンサーが必要だ。そして、一流スポンサーともなれば一流堅実企業だし、したがって朝も早い。夜型人間である彼にとっては、朝のミーティングが死ぬほどつらいという。

「午前中はどうしてもいけません。午後から夕方ならば、スポンサーの満足するアイデアがどんどん出てくるのに……。近ごろでは朝のミーティングにはまったくお声がかからないのです」

朝弱い人はK・S氏ばかりではないはずだ。読者のなかにだって、朝の会議は大の苦手という人もいるだろう。自分に午前中の活気があったならとくやしがる人もいるにちがいない。

スポンサーから見すてられた広告代理業者はゴミみたいなもの、とはK・S氏の弁である。ゴミになっては大変と一念発起。会社命令もあったのかもしれないが、とにかく私を訪ねたのである。

●爽快な目覚めは、同時に夜の熟睡も可能にする！

なにしろ彼の夜型は並のものではない。筋金入りとでも形容しておこう。そこで強制早朝起床はすっぱりとあきらめた。それより活気あふれる夕方に着目したのである。そして、夕方の運動をすすめてみた。

とかくサラリーマンは夜のおつき合いがはげしい。

夜のつき合いといえば、どうしてもスタートが七時か八時ごろ。五時の退社時刻からみれば二、三時間の余裕がある。そして便利なことにオフィス帰り専用のジムもある。そこで会社からの帰路に、ジム通いを命じた。

むろん最初は軽く、慣れるにしたがって三時間フルに運動。夜の活気と運動の相性はまことに好調だった。

睡眠学から言えば、入眠前の運動は体温が上昇するので御法度である。しかし彼のケースでは、帰宅までに二時間近くかかるという。運動での体温上昇も二時間近くの余裕があれば、適度に下がって眠りの妨げにならない。

三ヵ月もたたないうちに、早期入眠、熟睡、心地よい目覚めが完全に実現した。心地よく目覚められればしめたもの。彼の才気はスポンサーをうならせたものである。

K・S氏の例でもわかるように、とにかく朝は大切にしたい。

心地よい目覚めは総合的につくられるものである。まずレム睡眠直後に覚醒すべきである。最も手軽であり、誰にでも失敗が少ない。

また、早朝起床がムリだからといって、決してあきらめてはいけない。朝弱い人は概して夜に強いはずだ。強い夜に睡眠リズムをあわせることも重要なコツである。

あくまでも「押してもダメなら引いてみな」精神で、心地よい目覚めづくりにはげんでほしい。

心地よい目覚めが手に入ったら、必ずあなたの一日は変わるだろう。それも活気にあふれたバラ色の一日に。

そして夜にはすばらしい熟睡が待っているのである。

Ⅳ

いつでも、どこでも眠れる
“自在睡眠”の秘密

睡眠時間を自由自在に操る仮眠の力

●ハードなスケジュールは「つぎはぎ睡眠」でこなせ

ひと口に睡眠といってもいろいろある。うたたねから始まって熟睡、さらにはレム・アンド・ノンレム睡眠まで。眠りが単一の要素でつくられていない、なによりの証拠といえるだろう。

世の中には器用な人がいるものだ。さまざまに変わる睡眠パターンをたくみに利用して、日頃の睡眠不足を見事に解消している。いや、睡眠パターンのコツさえつかめば、あなたにだって不可能ではない。

現代はなんといっても「短夜時代」。短夜とあれば昼間の仕事がふえることが当然予想される。昼間は目いっぱい働いて、しかも短夜とあっては、相当の熟睡ができなければ、当然睡眠不足になってしまう。

つぎはぎ睡眠はその名の通り、ここで二時間、あちらで三時間とつぎはぎに眠る。合計すれば平均七、八時間の眠りを確保するものである。

それは器用だと驚くなかれ。昔から「白昼夢」といったことばもある。意味こそちがうが、眠らなければ夢は見られない。してみると、短夜でなかった時代でも、昼寝、うたたねは大手をふってまかり通っていたにちがいない。

「でも、ダメ。ボクは根っからの眠り下手。昼寝、うたたねなんて絶対不可能。たとえやれたとしても、目覚めたとき頭が痛くなったり、からだがだるくなったりして……」と、ぼやく人もいるだろう。

夜の不眠症だって本当は存在しない架空のものだ。架空の不眠とぼやくまえに、うたたねぐらいには挑戦してもらいたい。

●目を開けたままでも仮眠はできる！

では、恐ろしいばかりの実例をお目にかけよう。

ところは帝国海軍兵学校。当時ここが猛訓練、猛勉強にあけくれていたことは現在でも有名である。いかに屈強の若者たちといえども、休日なしの「月月火水木金金」の毎日ではたまらない。どうしても教室のなかで眠くなってしまう。

もともと、教室はとても眠いところである。人間はリズミカルな刺激にたいへん弱い。先生の講義が単調でリズミカルだったら、すぐにも催眠教室に変わってしまう。しかし普通の学校ならいざしらず、兵学校で眠ったら一大事である。

そこで兵学校生徒はどうしたか。目玉を開いたままで眠ったのだ。

私がじかに兵学校出身者から聞いたところによると、背すじをピンとのばし、目玉はカッと見ひらき、そして、眠る。眠っている証拠に指名されても無反応の無返答。ゴツンと鉄拳がとんできて「ハイ」ととび上がるように起立する。指名されるまでの記憶はぜんぜんなし。つまり、開眼睡眠である。恐ろしいばかりの昼寝、うたたねではないか。

開眼睡眠まででなくても、昼寝、うたたねは条件さえそろえば誰でも可能なものである。たとえば電車。岡蒸気の異名にさからわず、舟をこいでいる人が多いものだ。

電車睡眠の正体は講義と同じく単調にしてリズミカルな刺激である。もともと脳はリズムに非常に弱い。だからこそ、国が違い、言葉が違い、音楽が違っても、リズムを主とする太鼓演奏には、耳を傾け心を開く。

単調にしてリズミカルな刺激とあれば、快感にかかわる。

快感は交感神経をおさえて副交感神経を呼び起こす。副交感神経が完全出馬となったら、相当頑固な不眠症もお手あげだ。まして昼寝、うたたね程度ならば軽い軽い。かくして車中での舟こぎレースが始まることとなってしまう。

●「三昧境」の境地こそ仮眠の極意なり！

考えてみれば、つぎはぎ睡眠はたいへん便利だ。オイソガ氏の諸氏にはうってつけの睡眠法かもしれない。

そこで、つぎはぎ睡眠の素になる昼寝、うたたねについて調べてみよう。

簡単にいえば昼寝、うたたねは仮眠であり、原則的には脳を休ませるほどの力はない。脳を休ませるには熟睡が主役、だから熟睡は「脳眠」といえるし、仮眠は「体眠」となる。

仮眠は眠りの相でいえば入眠期と軽睡眠期に相当する。そして特徴としてはすぐに目覚めやすいことである。当然脳波計にも熟睡の波形は現れてこない。

つまり、仮眠では肉体の休息はあっても脳の休息はないのである。これはちょっとした問題ではないか。

つぎはぎ睡眠は、いってみれば仮眠のくり返し。単なる仮眠のくり返しだけでは肉体が休まっても脳の休息とはならない。ということは、つぎはぎ睡眠は脳にとって〝不健康睡眠〟ということになってしまうのだろうか。

だが、脳眠、体眠については、あくまでも「原則」である。原則以外の事実だってちゃんと存在するし、そこにつぎはぎ睡眠のつけこむすき間がある。

まず、次なる実験に目を向けてもらいたい。場所は、とある禅宗のお寺。いましも大切な修行のひとつである「禅」が行われている。

古来、禅の目的はただひとつ、心の安定にありといわれている。事実、心の安定を目的として禅を神経症、ゼンソクの治療に取り入れている医療も少なくない。

もちろん、禅は修行だ。誰しもが坐っただけですぐ禅定の世界に入れるものではない。上手下手といってはなんだが、修行の差があって当然だろう。そこで名僧に禅のなんたるかを示してもらおう。

失礼ながら名僧に脳波計を取りつけて、悟りすました禅僧の心のなかを拝見してみる。

名僧は不動の姿勢で半眼にして前方を見つめる。呼吸は特有の細く長くゆったりしたもの。坐禅が始まってから数分、脳波計のハリはゆっくり大きな波を描きだした。

五分、十分とたつと、波形は山がさらに大きくなり、間隔も長くなる。半眼にひらいた眼球はほとんど動かず、呼吸数も一分間六、七回にまで落ちてくる。いわゆる「三昧境」

に入った証拠である。

三昧境とは仏教用語で〝一心に物事にうちこんで他念のない境地〟のことである。われわれ邪念多きものには、なかなか到達しがたい心境なのだ。

三昧境は自律神経安定の心だともいえる。三昧境に達すればノイローゼに偽神経症なんてふっとんでしまうだろうし、十二指腸潰瘍、ゼンソクといったストレス病はたちどころに解消する。

●短期間で成果をあげる仮眠練習法

感心ばかりしていないで、名僧の脳波計の波形をもう少しくわしく調べてみよう。

ゆるやかで大きな波形、そして問隔も長い。ということは、熟睡時の波形ではないか。まさしく、三昧境とは開眼睡眠の熟睡そのものにほかならない。修行とはたいしたものだ。

眠りは入眠期に始まって深睡眠まで、はっきりとした順序がある。自然の眠りでは途中下車もできなければ、途中乗車もムリ。入眠期からいきなり深睡眠期に突入するなんて、信じられないことである。そしてその信じられないことをやってのけるのが坐禅の修行なのである。

だが、待てよ。修行といっても、考え方によっては練習のつみ重ねではないか。うたたね、昼寝の練習をすれば原則的に不可能な脳眠にだって到達するはずだ。

まさに正解。ここにつぎはぎ睡眠の本当の意味がある。

なにごとによらず練習とは恐ろしい力をつくり出す。私の友人で名古屋の医大に転勤になった人がいる。お定まりの単身赴任である。彼には病弱な母がいた。加えて受験をひかえた長女。ああでもない、こうでもないと思い迷った結果、ついに新幹線を利用しての通勤にしたのである。

新幹線だけで片道二時間、自宅から目的地まで合計三時間あまり。往復となれば七時間を越える。おまけに病院勤務はなにかと忙しい。そこで、彼は通勤時間を睡眠時間にあてたのである。

当初はたしかにつらかった。からだも疲れるが、頭がぼんやりとして思考力が減退。何回も新幹線通勤中止を考えたそうである。

しかし、練習は修行。二〜三ヵ月もするうちにすっかり慣れて車中熟睡、バッチリ脳眠も可能になってきた。

証拠といってはなんだが思考湧き出ずるが如し。脳眠不足などまったく感じられないという。

「そのうち、新幹線のなかで脳波を調べてみるか」と、きわめて元気に冗談をいっていた。

私の友人ばかりが特殊技能の持ち主なのではない。必要にせまられれば、あなたにだってつぎはぎ睡眠は可能なのである。

●昼寝名人たちが知らずにつかっている「自律神経リズム」とは?

故・長谷川一夫氏は、三代にわたるファンをもつといわれた永遠の二枚目であった。亡くなる直前まで、多くの女性のあこがれの的。まったくうらやましい人である。

そして、長谷川氏は有名なうたたねの名人でもあった。永遠の二枚目といわれるだけあって、少しの衰えも許されない。わずかな時間でも眠って衰えをカバーしたにちがいない。このような努力がなければ、二枚目として国民栄誉賞など得られなかったはずだ。

うたたねと二枚目、どうみてもあまり似あった組み合わせではない。だが、私は長谷川氏が次のように話していたことをおぼえている。

「たしかに私はうたたねが上手です。ひまがあれば、五分でも十分でも眠ってしまいます。しかし、やはり眠り方に微妙なちがいがあるんです。同じ芝居期間でも初日と中日、さらに楽日ではちがってきます。

もう少しくわしく話しましょう。芝居が始まるころはなにしろ緊張の連続。この期間は眠れる時間を探すといったところ。中日ぐらいになると、やや余裕が出てきますから、うまく眠れるようになります。楽日に近づくと、立派にしめくくりたいと思って一生懸命眠るようにします。時間探し、余裕探し、眠る努力、やっぱりちがいます。私はうたたねを決して恥ずかしいと思っていないのです。一幕一幕、最高の私を見ていただこうと、本気になって眠るんです」。

まったく恐れ入った役者根性ではないか。

恐れ入ってばかりいないで、具体的な仮眠法に移ろう。

兵学校生徒、名僧、私の友人、長谷川氏の例を考えてみると、共通するものがある。それは当人たちが自覚していたか否かは別として、彼らが自律神経のリズムを利用していたということなのである。

●仮眠は「この時」を逃がすな！

もともと、眠りには自律神経の働きが深く関係している。仮眠だって同じことだ。そこで、仮眠促進のために、もう少しくわしく自律神経について調べてみよう。

自律神経は人間の一日を正確に支配している。昼間は活躍の交感神経が働き、夜には安らぎの副交感神経が働く。そして安らぎの結果が眠りへとつながることになる。

焦点を昼間にしぼってみる。いくら交感神経が活躍するといっても、昼間中まったく同じ緊張度を保っているわけでは決してない。同様に、副交感神経だって昼間はまったくの休止というものではない。正しくは交感神経が主となって活躍、なのである。

だから当然波があって、あるときは副交感神経のほうが昼間でも優位になることはたびたびある。

根をつめた仕事が終わってホッとする。昼食のあとの満足感。たまたまとび乗った電車に空席、どっかり坐りこんだときの心地よさ。すべて副交感神経が優位になったときである。

小さな波ばかりでなく、自律神経には大きくゆるやかな波も現れる。

交感神経は午前六時ごろから活躍を開始し、午前中は緊張のピークとなる。昼ごろになってやや低下し、昼休みに副交感神経と入れかわったあと、午後の緊張に入る。が、やはり午前中にくらべると、緊張度は低い。

夕方近くなると、退社時刻が気になりだして緊張はガタ落ち。だから夕方前の三時ごろにコーヒーブレークをつくって、低下する交感神経の緊張にムチを入れることにする。

ざっとみても、これだけの大波、小波がある。個々にしらべればもっとたくさんの波があるはずである。これらの波が、まさに仮眠と深いつながりをもっている。いや、つながりどころか、きっかけといったほうが正しい。

交感神経の緊張がゆるめば、自動的に副交感神経が働き出す。副交感神経が働きだせば入眠の準備は完了。場所さえあれば、いつでも眠りは開始できるのである。

つまり、つぎはぎ睡眠やうたたねの名人たちは、自律神経のリズムに敏感なのであり、巧みに副交感神経を興奮させる。させたら、さっさと便乗する。あざやかな仮眠劇ではないか。

●十分の仮眠は夜の一時間に相当する!

種をあかせば簡単なことだ。動物である以上自律神経があるのだから、誰だって仮眠はできるのである。

もちろん、自律神経のリズムはある程度自分でつくることも可能だ。食事をすれば、いやでも副交感神経は働きだす。勝負にこだわらないスポーツも、その終了時には副交感神経の活躍に協力的。昼下がりの電車だって有力な仮眠の場である。

それにもまして大切なコツは、交感神経を目いっぱい働かせることである。交感神経が目いっぱい緊張していられる時間はせいぜい一時間ぐらいが限度だ。過度の緊張が長時間つづけば、なにかと生体に不都合なことが発生する。不都合防止のために、脳は副交感神経に交代を命じて安らぎをつくらせるのである。

もっとわかりやすくいえば、一生懸命働けば必ず仮眠のチャンスが生まれてくる仕組みになっている。

ただし、仮眠にもある程度の練習は必要だ。仮眠によって体眠ばかりでなく、脳眠も可能にしたいからである。体眠もその度合が深くなれば、筋肉からの脳へと伝わる覚醒刺激が大減少するから、脳眠と同じ結果を生みだすことも可能だろう。事実、十五分から二十分の昼寝がアルツハイマー病を予防するとまでいわれるほどである。

うたたねの練習というとおかしいが、坐禅の名僧がたちまち熟睡三昧境に入れるのも修行であり練習。私の友人が新幹線で熟眠できるのも、習慣であり練習である。「習うより慣れろ」とは、上達の真理であることを忘れてはいけない。

仮眠上手になれば、さっと眠って、さっと目覚めることも可能。そして前にも増して交感神経を働かせて集中力を増すこともできる。

集中力ばかりでなく、昼寝の十分間は夜間睡眠の一時間に相当するとまでいわれている。大いに仮眠を利用して健康づくりにはげんでほしい。

そして、つぎはぎ睡眠で仕事の能率アップを、さらには睡眠不足をふきとばしてほしいものである。

こうすれば起きたい時間に目が覚める!

●自分の「意志」で目覚めることはできる!

「私ははげしい雨の音で目を覚ました。今日はたのしい遠足の日なのに、雨がふるなんて本当に残念だと思った。起きてみて雨の音が水道の音だったので、とてもうれしかった」

私の小学校(当時は国民学校)五年生の作文である。

娯楽の少なかった昔、遠足といえば心ときめく大イベントであった。そして、当時の小学生は例外なく母親に起こされなかったものである。前夜からの興奮のために起床予定時刻よりずっとまえに、それもひとりでに目が覚めてしまうのである。

現代だって同じような経験をもつ人は多いだろう。明日はゴルフ、釣りと話が決まれば、なんとなく気もそぞろ。ゴルフウィドウとぼやく女房には知らん顔をきめこんでしまう。ぼやくくらいだから、早朝の起床にはまったく非協力的だ。

それでも誰の世話にもならず、目玉のほうが勝手に開いてくれる。

理屈は後まわしにしても、起きたい時間に目覚められればまことに便利である。自在睡眠の一環として〝目覚め自由自在〟について考えてみたい。

なぜ目が覚めるのか。もちろん、大脳辺縁系にある覚醒中枢が働くためだ。脳の仕事ぶりはすべてプラスとマイナスの釣り合い方式になっている。だから当然、覚醒中枢は睡眠中枢とペアになっている。つまり睡眠中枢の仕事が終われば、自動的に覚醒中枢が出てくる仕組みになっている。

しかし、自在覚醒にとって問題となるのは覚醒中枢がおかれている場所である。場所はご存じのように大脳辺縁系なのだが、ここは脳の「三層構造」の中間であり、やや原始的な部分である。それだけに意志が通じにくい。

その証拠に、意志とはまったく関係のない、いわば独立的機能が多く集まっている。本能、自律神経、感情の原形である情動、といったぐあいである。

意志が通じにくいから、覚醒もあまり自由自在にならないわけである。だが、意志が通じにくいがまったくの不通ではない。ゴルフの朝ひとりでに目が覚めるのも、ゴルフに行きたいという意志が通じた証拠ではないか。

たしかにその通り。通じにくいところを通すには、どうしても強い力が必要である。目覚めの意志も並のものでは通じない。強い意志だからこそ、記憶に残り、その記憶が覚醒中枢を刺激することになる。

●からだのなかの目覚まし時計をここにセットせよ!

幸いなことに、自在覚醒にはすぐれた協力者がいる。

それは生体時計である。生物にはそれぞれ時計が、脳以外の体内の諸器官・臓器にも組みこまれている。腹時計が好例である。

腹時計は、置き時計、腕時計といったものではない。それぞれの生物によって生体時計は周期がきまっている。

人間の場合、特別な条件が加わらなければ、大体、二十五時間が一周期となっている。つまり、人間の生体時計と社会時計は一時間の差こそあれ、ほぼ一致していることになる。社会時計とのほぼ一致はまことに便利である。腹時計がグーグーなりだせば昼ごろだし、仕事への根気がなくなりだしたころが退社時間となる。

逆にいえば、社会時計に人体を合わせることだって可能である。その最たるものが遠足の朝であり、ゴルフの朝ということになる。

合わせるといっても、目覚まし時計のようにダイヤル・セッターがあるわけではない。また、やたらに強い意志だけでも完全ではない。

ゴルフだって、一人や二人の遅刻者がいるだろう。すべての遅刻者がゴルフに対して強い意志がなかったわけではない。むしろ強すぎてもいけないのである。

強すぎる意志は交感神経を盛んにして、寝つきがおくれる。目覚ましのベルがなるころは熟睡の最中となり、遅刻という結果になる。理由はともかく、遅刻はいけない。遅刻はサラリーマンの大敵であり、出世の道がとざされるケースも珍しくないのである。

生体時計のダイヤルセット、強すぎる意志。この二つをどうすればうまく組み合わすことができるだろうか。これさえ実行できれば、目覚めは自由自在となるはずである。

組み合わせのカギは睡眠曲線のなかにひそんでいる。ご存じのように眠りの深さはひと晩中同じものではない。浅くなったり深くなったりのくり返しである。結論的には生体時計のダイヤルを眠りの浅くなったところにセットすればよろしい。

セットの内容は、『明日は〇〇時に目を覚ますぞ』の心構えというか、暗示である。自分の睡眠リズムに合わせて〇〇時起床にセットする。そこに追い打ちをかけるように「〇〇時」起床の「強い」暗示があれば、脳は嫌でも起床時間をはっきりと「記憶」することになる。かくして遅刻も防げるわけである。

実験によれば成功率九十%。なかには時報のごとく正確に目が覚める人もいるくらいである。

●ショートスリーパー、ロングスリーパーに不可欠な目覚め方・眠り方

私はぜひとも自在睡眠、自在覚醒をすすめたい。

「文明とは明るくなることなり」という一句がある以上、夜はますます短くなるだろう。短夜時代に生き残るためには、どうあっても自在睡眠、自在覚醒が必要になる。

しかし、誰だって得手不得手がある。眠りに関しても同じ。ロングスリーパーもいれば、

ショートスリーパーも存在する。

ショートスリーパーの代表はやはりナポレオンだろう。ナポレオン型は一般的に実務派であり、世にいう有能な人が多い。実務派だけに仕事も忙しく、時間的にロングスリープが許されないのかもしれない。

そしてやむをえず、短期決戦のショートスリープに切りかえさせられたのだろう。ややウツ病の傾向があったといわれているくらいだから、眠り上手ではなかったはずである。もちろんロングスリープは無理である。

しかし必要は発明の母である。相次ぐ激務に心身ともに疲労。その疲労解消のために、短眠も自然発生したのであろう。

逆にロングスリーパーの代表はアインシュタインである。ロングスリーパーは創造的にいつも考え、気を使う仕事をする人に多いといわれている。

性格は交感神経型でどうしても神経質。アインシュタインのように夢のなかでも物理理論を考えられれば、大成功うたがいなしだが、反対だったら悲劇が待っている。浅い眠りがだらだらつづいては、長時間ベッドにがんばるわりに睡眠の実感が少ないことになる。

人間はやはり感情の動物である。物事がうまく進んで楽しく生活していると、眠りは自然と深く短くなる傾向にある。常にハッピーな感情が本能や副交感神経を満足させているためだろう。

同じ人でも不安や心配事がつづくと、眠りも一変、浅く長くなる。長く眠れれば浅くても平気、というのはロングスリーパーのいいわけにすぎない。

いいわけの証拠は脳波である。浅長睡眠ではノンレム・レムのバランスが極端に悪くなり、したがって充分な脳眠は取れない。脳眠がたっぷりなければ脳力は大幅にダウン。そこで浅長睡眠での知的作業はムリとなり、その面での出世、台頭は難しくなる。

脳は予想以上に大食漢である。重量は男性千四百グラム、女性千三百グラム。体重比でみれば二・三%にすぎない。

だが消費する血液量は全血液の十〜二十%にも達している。さすが総司令部だけに、各臓器中で第二位の血液高給取りなのである。

ちなみに第一位は腎臓。しかし、あらためてみると、これが本当の一位ではない。腎臓はもともと血液中から尿という老廃物を濾過することが仕事である。だから送りこまれてくる大量の血液をすべて腎臓自身のために消費しているものではない。あくまでも濾過のため。してみると、脳が実質的な第一位ということになるのである。

●自在睡眠は〝賢脳〟をつくる

話を「浅長睡眠不出世説」にもどそう。前にものべたように、浅長睡眠ではレム・ノンレムのバランスが乱れている。どうも不出世説のカギは、このバランスの乱れのなかにひそんでいるらしい。あらためてレム・ノンレム睡眠の勉強をしてみよう。

レム、ノンレムに関して、どうしてひと晩のあいだに数回の交代が行われるのかと疑問がわいてくる。眠りは安らぎを第一としている。安らぎの最中にせわしく脳眠と体眠の入れ代わりが、それもひと晩に四、五回もあっては、おちおち眠ってもいられまい。

だが、この交代システムこそ、睡眠賢脳法の最重要事項なのである。

ノンレムは脳眠であり、脳が眠るのだから血圧も低下し心拍数も減少。レムでは反対に脳が起きていて、血圧上昇、心拍数も増えている。つまり、レム睡眠中はノンレム睡眠中より心臓ポンプを始めとして、全身が働きを増すわけである。

なにしろ脳は実質第一位の血液エネルギーの消費である。ノンレムばかりつづいては心臓ポンプの働きは低下し、肝心の血液が充分に脳へとどかないことになる。

これは一大事。脳は眠っているからといって、決して完全休止しているものではない。もともと、脳にとって眠りは次なる活躍の準備期間に相当する。準備期間中にたっぷりとエネルギーを貯めておかなくては、次なる活躍も空振りとなりかねない。

事実、睡眠中の脳血流量はふだんの二十％も増加して、脳力の素となる栄養補給も盛んになっている。わかりやすくいえば、眠っているあいだにチエをつくっている。

しかし、いくらチエづくりといっても、働きっぱなしでは脳が参ってしまう。栄養補給と休息は二律背反。栄養補給は作業である。作業と休息は見事な二律背反。

そこで自律神経の力をかりてレムとノンレムを設け、脳を適当に休ませ、二律背反を可能にしているのである。

もちろんレムは交感神経系であり作業系、ノンレムは副交感神経系であり休息系だ。

血圧とは心臓ポンプの圧力である。ノンレムの休息がすぎれば、そのために心臓ポンプの圧力が低下する。からだの各部にだって血液不足が生じるだろう。血液不足は睡眠中だからといって決して許されない。からだの各部が血液不足と泣くまえに、作業系のレムが休息系のノンレムに代わって、血液を送りこむ仕組みになっている。

だから、ひと晩に四、五回の、それもバランスのよい交代システムは絶対に必要なのである。

もし、バランスが乱れれば充分な栄養補給が行われず脳力はダウン。おまけに体力だって低下する。

これでは、どうしても出世、台頭はあきらめなくてはならないだろう。それどころか、文字通りの熟睡であれば明朝冷たくなっているかもしれない。

不規則な生活にこそ威力を発揮する自在睡眠法

●どんな不規則な生活でもこうして眠れば恐くない！

昼寝は短時間に限る。昨夜の不足時間をそのまま取り返そうと、一時間も二時間もの昼寝では失敗する。かえってからだがだるくなったり頭が重かったりするのだ。

これは眠りがレム睡眠近くまで行きながら、行ききれないために起こる現象である。眠りが行きつもどりつしているくらいなら、いっそ軽睡眠期程度に止まっていたほうが楽だ。すっきりと目覚められるからである。

また、昼寝は夜型人間の福音にもなっている。

本来、夜型リズムは非生理的なものだ。昼型リズムは人類出現以来数百万年の歴史を誇っている。しかし、近世に入って生活環境が変わってきた。大昔にはなかった〝夜の生活〟が仲間入りしてきたのである。

さらに照明の追い討ちもあり、許されないことではあるが、少数の夜型人間発生も仕方ないだろう。

後天的な問題ばかりでなく、生まれつき生体リズムが夜型という人もいる。前に述べた人間行動学のデズモンド・モリス氏が不可解ながら好例だ。

脳内時計が狂っていて、生体リズムが三十時間周期であったとしたら、手の打ちようもない。生まれながらの夜型人間となってしまう。

しかし、このような人がいても、社会リズムは変わらずに昼型だ。生まれながらの夜型人間には、どうしても昼寝という非常手段をとらざるを得ないこととなる。

生理的、非生理的は別として、夜型人間にとって昼寝、うたた寝は大福音である。乱れた生体リズムの唯一の調整法なのだから。

「昼寝は短時間というが、習慣になると、、長時間も許される」

昼寝が習慣となって長時間かつ規則睡眠となった好例は有名なのはシエスタ。とくにスペイン・ポルトガルのシエスタはつとに有名だ。

午後の三時ごろまで町中が昼寝、そして三時過ぎから町が目覚める。つまり、夜が二回あると思えばよいだろう。

不規則のなかの規則といったら〝こじつけ〟と思われるかもしれない。だが、町全体のリズムのなかにとけこんでしまえば、不規則も規則のひとつなのである。

●間食後のうたた寝でリズムを調節せよ！

「私はうたた寝の名人を知っている。少しの暇でも舟をこぐ。しかし、彼はちゃんとうたた寝のコツを心得ている」

つまり、自律神経の節目を巧みに利用しているのである。うたた寝のコツは不本意であっても不規則睡眠を強いられる人にとっては、大きな救いとなるはずだ。少しくわしく話してみよう。

ご存じのように、自律神経は睡眠と深くつながっている。交感神経は覚醒を、副交感神経は睡眠をそれぞれ受けもっている。

したがって覚醒のつづく昼間は交感神経、そして夜は副交感神経の領域となる。昼寝、うたた寝が問題となっているのだから、的を昼間にしぼろう。

昼寝は活動の時間帯、してみると常に交感神経がはり切っていると思われるだろうが、さにあらず。部分的には交感神経が休んで副交感神経が優位に立つときもあるのである。

もともと、人間の緊張はよく保って一時間半か二時間くらいだろうか。大学入学当時は初めての「百分授業」が、いやに長く感じたものであった。しかし、百分授業はまさに生理的なのである。緊張のぎりぎりの限界までの授業だったのである。

同じように交感神経の緊張も、二時間以上はつづかない。どうしても休むことになる。交感神経が休めば自動的に副交感神経が優位に立つ。これが節目であり、現実の世界では十時、昼休み、お三時のコーヒーブレークで休憩なのである。

名人はこの節目を巧みに利用している。なにしろ彼は多忙すぎる。緊張しきっている交感神経の途中での鎮静化は困難だし、時間もがかかりすぎる。

自然現象の節目をねらえば苦労なしに副交感神経優位が入手できるではないか。そして時間も大分セーブできる。オイソガ氏の彼にとってはピッタリの方法である。

副交感神経が優位になったら、あとは身をあずけるイスがあれば充分だ。そこで彼はきわめて短い時間で入眠できるのである。

また、彼は強制的に自律神経の節目をつくり出すこともうまい。そのあたりの仕組みは十分に心得ている。

自律神経の特徴のひとつは条件さえそろえば、自動的に動き出すのである。胃袋に食物が入れば、いやでも副交感神経が盛んになって消化運動を始める。

彼は時間的に余裕があれば「間食うたたね法」を応用している。胃袋が動き出して副交感神経が盛んになればよいのだから、食物も大量にはいらない。せいぜいパンの片切れぐらいモグモグしながら愛用の昼寝イス（彼が常にそう呼んでいる）に身をゆだねる。こうすれば一分もしないうちに軽い寝息が始まる。まことに巧みな手並みである。

〝親が死んでも食休み〟といった罰あたりな諺は彼だけの専売特許ではない。朝起きてまもない通勤電車のなかで、それも坐らず上手に他人にもたれて眠っている人を見かける。これも朝食後の一時的な副交感神経の興奮がもたらした眠気にほかならない。深呼吸も副交感神経を呼び寄せる仲間である。

このようにしてみると、自然か、人工的かは別としても、たくさんの自律神経の節目があるものだ。不規則睡眠の必要な人は、ぜひとも節目を利用してもらいたい。節目さえキャッチできれば入眠は簡単だ。
さらに入眠を応援してくれるイス、音、光といった二、三の条件がそろえば眠りもいっそう深くなる。

●"時差ボケ"もこうして治せる！

不規則睡眠が巧みになると、思わぬ利点にあずかれる。最近では海外旅行といっても、決して珍しいものではなくなった。しかし、必然的に現れるのは時差ボケである。時差ボケのために現地での重要会議や試合をミスした人も多いだろう。

時差ボケは生体リズムよりジェット機の速度が上まわって生ずる現象である。つまり生体リズムの時計と現地の時計が一致しないのだ。

一致しないからといって、いつまでも現地で「日本リズム」を押し通してはいけない。眠るにしても現地時間にしたがうべきである。したがうべきではあるが、日本リズムにしてみればまったくの不規則睡眠となる。

不規則睡眠下手は、こんなときに困る。
ただ日本リズムを懸命に守らず、現地の夜と自律神経のリズムを一致させることである。

現地の夜も一気に眠ってしまう。日本リズムの眠気がわいても、じっとガマンの子とならなければならない。そして現地の夜がきたら、がむしゃらに眠りの世界へと突入していく。そうして一夜明ければ、いかなる時差ボケも消え去っているはずだ。

生体リズムにはたしかに人類の歴史が秘められている。ただ、先にのべたように生活パターンが変わってくれば生体リズムも変わる。

夜間に働く人は、理屈ぬきに生体リズムを変えなくてはならない。すなわち不規則睡眠のコツをつかんで、上手に眠る必要がある。上手に眠ってこそ、夜業の世界といった荒海を無事におよぎきれるのだ。

眠りは知力・体力の創造の場である。この理論は不規則睡眠でも変わらない。

許されたわずかな時間を大切にして、非生理的といわれている不規則睡眠をあなたなりに生理的なものにしてほしい。

V

明晰な頭脳は眠りながらつくられる！

記憶力・集中力を飛躍的に高める法

●受験生に欠かせぬこの眠り方

ひと昔まえまで、受験生の眠りは「四当五落」といわれた。睡眠を四時間だけにして勉強すれば合格、五時間も眠れば落第という意味である。

だがその意気は買えるとしても、睡眠生理学からいえばまったく同意できない。現在では大分改善されて、充分眠るようにと塾でも指導しているそうだが、学校ではなく塾でというところに、現代の世相を感じるのは私ひとりだろうか。

世相問題はさておき、受験生諸君に最も効果的な眠り方を考えてみたい。

受験生に最も望まれるものは、やはり賢脳、とくに記憶力、集中力を高める方法だろう。受け皿を賢くしておかなくては、徹夜勉強をしたってまったくムダになってしまう。

そこでまず、賢さについて考えてみよう。賢さは決して脳の重量、形、さらには脳細胞の数で決まるものではない。人間の脳の条件は「みな兄弟」といったところである。

にもかかわらず、いやになるほど利口なヤツがいることも事実。いったい、この差は何であろうか。

ひと口にいってしまえば、脳細胞同士の連絡がうまくいっているヤツほど利口なのである。俗に「頭の回転が速い」ということばがある。まさにいい得て妙。大脳生理学の裏の裏まで知りつくしているではないかと思えてくる。

脳内に入った情報は、そのままではチエとはならない。脳は一種の分業制度となっている。情報はあちこちの分業の場を通過するあいだに、必要な情報をさらに入手する。情報でふくれあがってチエとなる仕組みなのである。

こうして集めた情報は記憶となり、記憶の倉庫にしまわれる。チエの出番はこれからである。

記憶は思い出さなければ役に立たない。頭の回転の速いヤツとは、思い出す速度が速いし、利口なのだ。

つまり、脳細胞同士の刺激連絡システムが、賢さのカギをにぎるわけである。

考えてもらいたい。人類ならば細胞や神経繊維の構造、成分は同じ。ちがっているのは連絡システムだけ。ということは、どうしたってチエのカギは、ここにしかないのである。

●人間は眠っている間に利口になる！

では、脳細胞同士の連絡部分を拡大してみよう。

脳細胞は変形ながら星形をしている。星形の一端から神経繊維が手のようにのびて次なる細胞へとつながっている。

問題の細胞同士の連絡部分だ。連絡部分はきっちりとはつながっていない。ごくごくせまい隙間がある。つまり、情報はこの隙間を飛び越えなくてはならないことになる。

人体はうまくつくられている。問題の隙間近くには「情報運搬物質」なるものが、いっぱいがんばっている。〝越すに越されぬ大井川〟とうたわれた「川越之人足」を、思いうかべればわかりやすいだろう。

要するに「情報運搬物質と情報運搬の速度」こそが賢さのカギなのである。

そこで、脳学者はいっせいに研究を開始した。そしてついに、情報運搬物質がある種の蛋白質であることをつきとめた。

「なんだ、蛋白質か。肉やトウフをたらふく食べて、ついでに脳へ行きやすいように逆立ちでもするか」などと、軽く考えてはいけない。逆立ちは余分だとしても、肉やトウフをたらふく食うは、当たらずとも遠からじである。

脳はなんといっても総司令部である。それだけに栄養の品質や補給の管理は厳重になっている。蛋白質ならなんでも結構、とはいかない。

蛋白質はたしかに大切な栄養素である。だが、そのままの形では脳内に入れない。いったん単形のアミノ酸に分解され、アミノ酸の形で脳内に送りこまれ、最も適した形の蛋白質に再合成されるのだ。

さて、これからが大いに興味のあるところだ。最近の研究では、なんと蛋白質再合成の速度は熟睡中にグーンと速くなることが判明してきたのである。

要するに眠っているあいだに利口になれるということになる。

言われてみれば、なるほど「寝る子は育つ」というではないか。

もともと人間の赤ちゃんは、生物学的には〝未熟〟に生まれてくる。〝未熟〟な赤ちゃんが最も急いで発育させなければならない器官は脳である。人間の赤ちゃんにとって、脳が発育してくれなければ、生命があぶない。ちょうど、速く走れる足が真っ先に発育するカモシカの赤ちゃんと同じことである。

人間の赤ちゃんはなんといっても脳。生まれた直後から、人間は脳で勝負という運命を背負わされている。

そこで、赤ちゃんはオッパイを飲んでは、ひたすら眠る。眠っているあいだに蛋白質合成を盛んにして脳を発育させようという、自然の賢脳法なのである。

●睡眠賢脳法の条件は「五時間」の熟睡

眠りながら利口になる。こんな便利な方法があるならば、受験生はぜひとも実行したいところだろう。

幸い睡眠賢脳法は赤ちゃんだけの専売特許ではない。受験生をふくめて大人にも通用するりっぱな方法である。

ただし眠りといっても熟睡が大切。なんとなくダラダラとした〝浅・長〟睡眠では、思ったほどの効果は現れない。

睡眠賢脳法をねらうのなら平均七時間の眠りが必要である。七時間眠れば、熟睡五時間が約束されるからである。

脳の蛋白質代謝を考えればひと晩に最低五時間の熟睡をしてもらいたい。ただ、横になったからただちに熟睡というわけにはいかない。入眠から熟睡まで平均一時間四〜五十分。

さらに熟睡から目覚めまで三十分くらい。つまり熟睡の前後に約二時間の余分を差し引く必要がある。そこで、熟睡五時間を得るためには最低七時間の睡眠が必要、ということになる。

睡眠賢脳法をさまたげる次なるものは、生活リズムの問題だろう。

受験生はだいたい夜型指向。この傾向は浪人生に多いようだ。曰く、「夜のほうが静かだし落ちつけて、能率が上がる」と。

だがこれはまったくの詭弁にすぎない。人間は昼行性動物だということを忘れたのだろうか。交感神経の活躍する昼間のほうが、能率アップするのは当然である。

各大学の合格者を見てみると、現役組が圧倒的に多い。多い理由のひとつに生活リズムがある。現役組は学校生活があるから、自動的に昼型リズムとなっている。

浪人組は目覚めたときから一日が始まる。計画はたてていても生活リズムが狂いやすい。一年の長丁場ともなればリズムも大きく乱れて、大切な受験期には完全な夜型人間となってしまう。

この両者の差が現役組有利の原因といえる。塾通いも生活リズムを正しく保つという点で、役にも立つのだろう。

受験生にとって夜型生活は命取りである。本番の試験は昼間行われることをみてもわかるはずだ。朝が勝負、昼間が勝負なのだ。

昼間の試験場で夜型受験生は、実力の何分の一も発揮できない。だからなるべく早く夜型から昼型に転換したほうがよろしい。

転換した直後では、勉強の能率が上がらず、気持ちが動揺してしまうだろう。受験直前の転換などもってのほか、と言いたい。

●静かなBGMは集中力を高める！

夜型生活の罪はまだつづく。昼間はなんといっても交感神経優位であり活躍の時間帯である。勉強の能率だって当然アップする。

反対に活躍の時間帯に眠ろうというのは土台ムリな話。眠れたとしてもごく浅い眠り。いわゆる〝浅・長〟睡眠となって賢脳には結びつきにくい。

心身のコンディションを最高に整えるには、自然にある活動と休養のリズムをできるだけ乱さないこと。これこそ、受験必勝法だといってよいだろう。

また、どうしても昼間はうるさくてと、ぼやく人もいるかもしれない。

事実、ピアノの練習曲が耳についての殺人といった物騒な事件もあったものだ。しかし、うるさくてもなんでも昼型勉強にしなければ効果があがらないことも事実である。

そこで、うるさい昼間に悩む受験生には、次のような工夫をしてもらいたい。

周囲の音があまり気になったら、逆に静かなゆっくりとした、それこそ眠たくなるような音楽をＢＧＭとして流してやる。音がたがいに打ち消しあって気にならなくなるという不思議な効果が現れてくる。

過日、私はホテルで軽食をとっていた。ホテルの軽食堂は意外に雑音の多いところである。食器のぶつかり合う音、料理をテーブルにならべる音、人々のしゃべる声などなど。ただし、これらの雑音は気にしなければ、あまり耳に入ってこないのが普通である。幸か不幸か、ちょうど私が食事をしていた最中に、機械の故障だったのだろう、突然ＢＧＭが中断。それまで気にもしていなかった雑音がいっせいに耳へとびこんできた記憶がある。そこで「ホテルとは、こんなにまでうるさいところか」と、はじめて気がついた次第だ。

雑音はたしかにうるさい。しかし、それなりの工夫によって打ち勝つことも不可能ではない。

ちなみに、ＢＧＭにヘッドホンは不可である。ヘッドホンからの音量が大きくなりすぎて、打ち消し合う相手の音がなくなってしまう。

これでは「ながら勉強」となる。ながら勉強では集中力がまったくといってよいほどつくられない。あくまでも周囲の音にとけこむ程度の音量、そして歌詞なしのＢＧＭに限る、と思ってもらいたい。

●どんな難問にも解答できる頭のつくり方

受験勉強といえば年間単位の長丁場だ。長丁場とあれば、どうしたって記憶は拡散しやすい。拡散した記憶を〝点〟に集めて、テストペーパーの上にたたきつける。やはり、合否の分かれ目には集中力が大きな存在となる。

しかし、集中力とは正体不明の力といってよい。あまりにも抽象的なのだ。自分も周囲も盛んに口にはすれど姿が見えず。集中力の偉力がわかっても、その実体があいまい模糊としているために形がつくりにくい。あたら一年間の苦労が不発に終わるケースも少なくない。

もし、集中力が現実の形として把握できたならどうだろう。点在している記憶を集中して、どんな難問にも解答できるにちがいない。

もともと、人間の記憶は個人によって大差があるものではない。また、いったん覚えれば完全忘却などありえないのも、記憶の特徴である。

ところが、脳内の記憶のしまわれ方に問題がある。人間の記憶は、近代オフィスのファイル保管のように、順序よくといったぐあいにはなっておらず、かたっぱしから積み上げるといった山積み状態となっているのである。

山積み記憶のなかからひとつをえらんで取り出すのは、相当に難しい。下積みとなったら記憶はいっそう取り出しにくい。これが忘却である。

上積みされた記憶はもちろん、下積みのもの、真ん中にあるものすべてを、ひょいひょいと取り出せれば、その人は記憶力抜群ということになる。だが、いくら抜群の記憶も断片的だったら意味がない。あっちの記憶をペタリ、こっちの記憶をペタリでは、情報が分散してチエがまとまらない。まとまらない記憶はチエとは言い難い。

集中力はここで働き出す。

記憶の切り貼りの速度が速く、ただちに知能がひとつにまとめられ形づくられたものほど受験向き、というわけである。ひとつにまとめるイコール集中力。だから速効必至の受験戦争には、集中力が欠くべからざる武器となる。

●集中力をアップさせる〝逆円錐形イメージ作戦〟

これほど肝心の集中力があいまい模糊の抽象では、失敗率も高くなる。どうしても、それの具体化をなさねばなるまい。

だが、相手が悪い。なかなか具体的な姿になってくれない。そこで考えつくのがイメージ作戦である。

イメージとは便利なものだ。どんなものでも思い浮かべることができるのだから。

集中力のイメージはエンピツの先のような逆円錐形を思い浮かべればよろしい。

一年間の勉強をエンピツの先、キリの先のように一点に集める。エンピツ、キリの先がとがっていればいるほど、貫通力が強いはず。どんな難問のカベもつき通せることになる。そのエンピツの先やキリの先に、記憶したい情報がぶら下がっている、とイメージする。

ここまで具体的な形になると、記憶にも残りやすい。

しかし、いかに重宝なイメージも、やはり練習が必要だ。そこで、半睡期を利用する。

半睡期は意識があるような、ないような時期である。つまり意識抵抗力が低下している。

だから、集中力イコール逆円錐形のイメージが脳のなかにムリなく入る。さらには厚いカベをつらぬく〝知能キリ〟の姿だって連想できるではないか。

T君は私の同期生の長男である。K大医学部をねらっての二浪。今年こそはと親子ともに意気ごんでいた。T君の父が私に電話で「今年はどうしても成功させたい。なにかいいチエは？」との相談である。

さっそく、〝逆円錐形イメージ作戦〟開始である。床に入ってから、逆円錐形のものをかたっぱしから連想させた。その先には記憶すべき情報がぶら下がっている。キリ、エンピツの先はもちろん、クギ、ピン、ドリル、さらにはキリのつき進む姿までも……。

T君の猛勉もあって、イメージ作戦は成功。T君は無事入学して、いまでは四年に進級している。

受験生の方にいっておきたい――。記憶は山積み状態となってしまわれている。だから一点に集中しなければ、おいそれとは持ち出せない。持ち出されなければ、宝のもちぐされに終わる。

受験は集中力こそ決め手。半睡状態のわずかな時間で集中力が育つとあれば、ムダに眠ることは禁物である。

半睡はまことに貴重な時間だ。意識的抵抗力の低下は、面白い効果をつくり出す。半睡時に暗示をくり返し、添い寝効果も手伝って、おねしょを治した例もある。

あなたの集中力も、一ヵ月か二ヵ月で大きく育つ。これで合格まちがいなしならば、半睡に賭けてみてはいかがだろうか。

試験日近くともなれば、受験生は昼夜を分かたぬ猛勉が課せられるだろう。だが、勝利のカギは睡眠にあることを忘れてはいけない。

睡眠中に脳力増強、生活リズムの調整。あなたにはかくも多数の援軍がある。大いにがんばってほしい。

ここでもう一つアドバイスをしておこう。

記憶の妙薬は繰り返しにある。記憶したいことを何度も何度も繰り返す。繰り返し法はその重要性に気づくと、記憶に残りやすいし、取り出しやすくもなる。繰り返し法は古人の経験の積み重ねともいえる。だから、だれでも知っている。しかし、その成功率には個人差がある。

個人差とは何だろう。一にも二にも脳の状態である。

脳の状態が良ければ、繰り返しの成功率も高くなるし、繰り返し回数も減る。悪い状態ならば、繰り返しても効果は低くなるし、繰り返し回数も多くなる。

そして脳の良い状態を作るものこそ「熟睡」である。

再度になるが、受験の正否は熟睡にかかっているといって過言ではない。

発想を豊かにし、企画力を育む法

●ビジネスマンに欠かせぬこの眠り方

ビジネスマンにとって、最大の武器は発想力と企画力であろう。

「いや、なんといっても体力。最後には体力がものをいう」というのは過去の話である。体力だけなら疲れをまったく知らないロボットがいる。いまだに体力だけを表看板としている人は、ただちにぬり変えてもらいたい。最後にものをいうのは発想力と企画力なのである。

なぜ子供には虚想しかできないのか。理由は簡単。専門的な知識がないうえに、企画力がまったくないからである。

ひところ子供の自由な発想力を見習うべしと、大いに騒がれたことがあった。それほど子供の発想力がすばらしいのなら、一流企業の新製品開発部は子供たちでいっぱいになるはずだ。企画力の伴わない発想は、エンジンのない自動車と同じなのである。

また、右脳発想にも誤解が多いので申しそえておく。

左脳は理論の脳、右脳はひらめきの脳――。ここまではすべてとはいいがたいが、正解。だが、後がいけない。

右脳さえ磨けばひらめき続出、さらには左脳なんて無用の長物とばかりのいわれようである。まさに左脳受難時代きたるの観が深い。

ところが、これはとんでもない誤解である。まず、右脳、左脳と区別して働かせるような器用人間なんて存在しない。

また、右脳だけを後生大事にしていても、ひらめきのヒの字も出てきてくれない。右脳のひらめきは、左脳に理論的知識がいっぱい充電されてから現れるといったほうが正しい。

いいや、もっと正確には右脳、左脳の区別なく専門的知識を増やして、はじめてひらめきが湧いてくるのだ。

ひらめきは知力を中心とした総合脳力から生まれる。決して無知のなかからは生じない。とあれば、知力はいかにして育てるのか。答は簡単だ。栄養補給はもちろん、たえざる学習と質の良い眠りによってつくられるのである。

●「発想タイム」は眠りながらが最適

といったわけで、眠りはビジネスマンにも強力な武器となる。世に名を残した実業家たちは決まって眠りを最大限に利用している。眠りのあいだに、ある者は疲れをいやし、ある者は短眠熟睡で余暇を利用し、ある者は枕上を最高の思考の場としていたのである。

ノーベル賞を受けた湯川秀樹博士が中間子理論を寝ながら考えついた話は有名である。昔から馬上《ばじょう》、枕上《ちんじょう》、廁上《しじょう》、は思考の場とされている。そこで眠りに関係の深い「枕上」を調べてみることにしよう。

眠りという意識喪失状態の少し手前に〝半睡〟という状態がある。半分眠り、半分目が覚めている状態であり、前述の通りきわめて微妙な空間である。

半睡の時期はいままでの意識が次第にうすらぎ、脳の活動レベルもだんだんに低下していく。ここで問題になるのは脳の活動レベルの低下である。

意識があるあいだは、脳もいろいろと活動している。そして活動にはそれぞれ順位が決められており、当然順位の高いものから活動が盛んになっている。しかし、最大活動が必ずしも最重要というわけではないのである。

われわれ人間は考えるという特技をもっている。もちろん他の動物も考える。だが、人間の前頭葉（思考の座とされている）の大きさから見ると、人間の思考能力はダントツだ。そして思考能力がありすぎるために、ひとつの考えにこり固まりやすい傾向もある。反対に、要らざる批判に苦しむこともある。

「下手な考え休むに似たり」ということばもある。愚考だったらただちに考えることを中止しなければならない。

ここにも半睡の特徴がある。半睡状態では、意識がうすらぐ。同時に要らざる批判も減る。

となると、良い考えも減るのではないかと心配になる。でもご心配ご無用。半睡状態でも脳の活性はゼロになるわけでない。

昼間に考えついた良い考えは、半睡状態でも残りやすい。減るのは要らざる批判だけ。だからこそ、経験則のような「下手な考え休むに似たり」ということばが生まれたのである。

●アイデアが浮かばないときは寝床のなかで考えろ

ここで、半睡状態における脳の活動レベルの低下と、「下手な考え休むに似たり」を考えてみたい。

活動レベルの低下はすべて平均的に行われるものではない。簡単にいえば最高位にあるものは思考の積み重ねだから、なかなか低下しにくい。一方、低位のものは思いつき的な思考が多いから、眠りの中に消えていく。

こうした事情があったからこそ、湯川秀樹博士の眠りが中間子理論を導き出したのであろう。

しかし、脳内の作業は秋の空のように変わる。

最高位だからといって、必ず残るものでもない。低位のものにも、生き残るチャンスはある。

最高位という邪魔ものがなくなれば、低位のものが浮上する。邪魔がないだけに、浮上した低位のものにかえってプラスアルファーが加算されやすい。

脳の活動レベル低下とは、平たいことばでいえば、ぼやっとしていることだ。ぼやっとしているときにベストアイデアが生まれるとは、なんとも皮肉な話ではないか。

しかし、皮肉な話とばかり笑ってもいられない。これが世にいう〝枕上の思考〟であり、眠りに入るまえの発想、ひらめきなのである。

ノーベル賞まで射とめた湯川秀樹博士の中間子理論も、脳活動レベルが低下したぼやっとタイムの産物だったかもしれない。実に貴重なぼやっとタイムではないか。

いずれにしても、枕上は偉大な発想の誕生の地である。心して自分の枕を見直すべきだろう。その中から、〝再考が最善（Second thoughts are best）〟が生まれてくるかもしれない。

だが、人間はしばしば愚考にとりつかれ、休まずに考えつづけることがある。こんなときは惑わずに半睡にすべてをゆだねたほうがいい。半睡は必ず善考を、愚考の影から引き出してくれる。「果報は寝て待て」の諺を思い合わせても、容易に理解されるはずである。

●「岡目八目」がグッドアイデアを生む

もう少し眠りと発想について考えたい。

眠りは本当に発想を上手に育ててくれる。眠っているあいだに発想が育つといえば、開花は当然朝である。そして種まきは眠る前となる。

いよいよ睡眠発想法も佳境に入ってきたところで、私自身の例を参考にして話をすすめたい。

私ごときものにでも、原稿の依頼は少なくない。浅学の身にとって、考えたことをことばにして話すさえも難業だ。まして考えたままを文章化することは、本当に難しいものである。発想を求めて原稿の筆が止まることもしばしばである。

もちろん、入眠前に発想が湧いてくれれば問題はない。ごほうびの意味もあって、疲れた脳をいたわり、深い眠りに入る。

逆に、ダメなときは考えても考えても、一字も書けなくなってしまう。このとき、思考能力はゼロかというと、そうではない。発想の荒筋は見えている。脳のなかにはちゃんとした形までつくられている。だが、細部がまったく見えない。文章にならないのである。

こんなとき、私の脳細胞たちの情報伝達速度は超スローになっているにちがいない。もともと、巷間いわれるような〝チエ物質〟なんてないのである。頭がよい、利口とはすべて脳細胞間の情報伝達速度にかかっている。つまり速度が速ければ速いほど利口、反対は愚かということになる。

伝達速度が超スローになって一字も書けなければ致し方ない。万感の思いを胸にいだきながら床につく。

ここで注意したい点がある。床につくといっても決して発想をあきらめたのではない。発想困難については次のようなアドバイスが多いようだ。すなわち「アイデアにつまったら無関係なことを考えろ」

だがこれほど誤りに満ちたアドバイスはない。もちろん、無関係なことは結構。だが発想努力そのものを捨てて、「無関係」に走ってはいけない。また、走れないことが多い。

発想はひらめきといっても、本当は知識の積み重ねである。積み重ねとはもろいものだ。見捨てて、他事に走ったらただちに崩壊する。そして他事から帰ったときは、また最初から積み重ねることとなる。

無関係なことはよろしい。私もよく雑誌などに目を通す。しかし、あくまでも目を通すだけである。目が字を追っているにすぎない。そして、頭のなかでは発想努力がつづけられている。

ただ、岡目八目的となるので、心に余裕ができる。この余裕のなかにグッドアイデアが生まれることは少なくない。

つまり、床についても半睡、枕上に発想の望みを託すわけだ。

不幸にして半睡も枕上も無効だとしても悲しむ必要はない。半睡、枕上の努力はちゃんと眠りのなかで生きていくのである。

●こうすれば目覚めたとき、素晴しい発想をつかめる！

半睡時の思考は側頭部にある記憶装置へと移される。一方、眠りはレム・ノンレム期へと入る。前にものべたようにレム睡眠は体眠であるが脳は目覚めている。

ノンレム睡眠は完全な脳眠である。そこで、記憶装置に移された思考は、次のようにして、ひと晩に四、五回くり帰すレム・ノンレム期をすごしていく。レム期の脳は目覚めているのだから、ひと晩に四、五回も記憶がもどることになる。四、五回ももどれば、睡眠八時間という長旅を終え、翌朝になっても、記憶がうすれないわけである。

もし、うすれたり、忘れたりしたら大変だ。翌朝、思考はゼロからの再スタートをしなければならなくなる。再スタートといっても同じ方向ならまだ許されるが、完全忘却とあっては基礎思考も失われて、あらぬ方向に突っ走ってしまう。

レム期ががんばっていれば、完全忘却は少ないだろう。記憶が浮き沈みしながらも翌朝に到達する。

一方、ノンレムは思考に対して、なにをしてくれるのか。

前にのべたようにノンレム睡眠は脳眠である。脳眠といっても脳は完全休止となっていない。疲労回復のほかに、情報伝達速度を速めるための栄養補給を盛んに行う。つまり、眠っているあいだに賢くなる工作をするのだ。

知識は雪だるまの如きものといわれている。知識の上に知識が重なり、だんだん大きくなっていくからだ。睡眠中の知力もまったく同じで、ノンレムの脳眠中にチエの素づくりである栄養補給が行われる。ひと晩に四、五回もチエの素がつくられれば、知力だって雪だるま的に太っていくだろう。

さて、問題の翌朝である。睡眠という時間の中で、多少の記憶が減ったとしても、レム睡眠のおかげで、ひと晩に四、五回もチエの上塗りがあるのだ。「ニュー&グッド」な発想が生じて当たり前ではないか。

私は前夜苦しめば苦しむほど、朝の発想に期待する。そして、結果は、おおむね良好。常に朝のグッドアイデアのために、テープレコーダーを用意しているくらいである。「夢中になって」ということばがある。物事に熱中している様子の形容だが、睡眠発想法に相通ずる感じだ。夢と眠りを変えれば大いに期待できる。

それにしても古人は現代でも不明の多い睡眠科学を、すみからすみまで知っていたようだ。

●企画力は交感神経によってもたらされる！

私は企画とは、〝画を企てとする〟意味だと思っている。いかなる立派な発想も、現実のものとならなければ単なる画にすぎない。どんなに上手であっても画餅では腹のたしとならない理屈である。

企画力には、交感神経の力が影響する。私の生体リズムでは午前中に交感神経が無類に活躍する。午前七時ごろから十時ぐらいまでが最高。つまり典型的な昼型人間らしい。

交感神経が企画力と深いかかわりをもつことは、こんなことで推定できる。いつものように私のテープレコーダーのなかには朝の発想がいっぱいつまっている。だが、午前中は診察タイムである。当然、発想を文章に書きかえることはできない。

発想文章は、夜にもち越すわけだ。しかし、もち越されたすばらしい発想（自分ではそう信じているのだが）のすべてが、文章に変身してはくれないのである。発想はいいが、文章がついていかない。

ここに、言語隠蔽効果という現象がある。言語隠蔽効果とは、簡単に言えば、見たり感じたことを言葉で表現すると、表現しきれない部分が生ずる、という現象である。

頭に浮かんだことを、ストレートに文字や文章に変えられれば、たちまちベストセラー作家になれる。現実は、そう甘くない。

だが、困難と諦めるのも早過ぎる。我には良眠賢脳法があるではないか。昼型人間である私は夜に弱い。といっても決して眠たがり屋ではない。いや、「仕事だ。眠れない」の意識があるから、ちゃんと起きていられる。それでも交感神経は充分に働かず、企画力がパワーダウンすることもある。

パワーダウンには、私は大いに惑ったものである。昼型リズムのためか、それも無能のためか、と。

しかし、幸いにも私の惑いは杞憂にすぎなかった。毎日曜日と平日の夜との交感神経緊張度を比較したのである。

日曜日は前夜の熟睡のおかげか、元気いっぱい、つまり交感神経が適度に緊張している。交感神経の活気あふれた日曜日には、原稿用紙と対面しても、筆の運びも非常にスムースで、われながら、本当にうまく書けた。言語隠蔽効果、なにするものぞ。発想をあますところなく、文章に変身させられた。それ以来、企画力と交感神経の関係を強く認めた次第である。

●睡眠を制する者がビジネスを成功させる！

奇才、ナポレオンも企画力と交感神経のつながりをよく知っていた人である。

ナポレオンは気持ちが高ぶってくると、必ず熱いフロにつかったといわれている（門脇弘氏談）。英国との開戦のときは三日三晩ぶっ通しで、四人の秘書に開戦理由、作戦命令書を口授した。

ナポレオンにとっても英国との開戦には一大決心が必要だったらしい。三日三晩の口授でも不足。さらに熱いフロに入ったままで六時間におよび口授をつづけたといわれている。

ナポレオンは考えた。考えたことを実行に移すためには、すばらしい企画書が必要だったのだろう。そして、企画書の締めくくりを熱いフロのなかで行ったところに、本当の意味がある。

三日三晩の口授で疲れたためのフロではない。いやがうえにも、熱いフロで交感神経を興奮させ、闘争心を燃え上がらせ、よりよい企画書の最後をかざったのである。

重ねていう。発想力、企画力、そして実行力は大人の特技である。同時にビジネスマンにとって、最強の武器である。そして、最強の武器が眠りと深い関係をもつことを知らなかったら、生涯の損失となるだろう。

また、最強の武器づくりのために眠りを生かさなかったら、恐るべき怠慢といわねばならない。

寝起きの頭脳をスッキリさせるこの秘訣

●〝頭が冴えない〟と悩んでいる人に欠かせぬこの眠り方

〝目が覚めた。なんとなく、けだるい。すっきりしない、頭が重い……。

昨夜、眠れなかったのか？　いや、いつもより早目に床に入ったし、寝つきだって悪くなかったはず。

　では、夜中に目が覚めたのか、それとも眠りが浅かったのか。いや、そうとは思えない。朝まで一気に眠ったし、一回も目が覚めなかったことはたしかだ――〟

　こんな朝が毎日だったら、どうだろう。本人も相当参ってしまうはずだ。

　S・Iさんは三十二歳の主婦。中流家庭の中流奥さまである。典型的な専業主婦で、性質はむしろ社交的。派手すぎることはないが、決して内気ではない。

　そんな彼女の三年来の悩みは、朝、頭がスッキリしないことである。この悩みを除けば、彼女はすこぶる健康であるという。

　最初のころは睡眠不足かもしれないと軽く考えていた。事実、近所の内科医院から睡眠薬をもらっていたくらいである。

　睡眠薬がなくても眠れるのだから、服用すればもっと深い眠りとなる。それでも頭の重さは取り除かれなかった。日増しに重くなるといった重症ではないが、なにしろうっとうしい。

　一年以上も頑固な重さがつづくと、彼女も少々あわて気味になる。頭が重いので、どうしても明るい笑顔がつくれない。「なんだ、朝から浮かない顔をして。出社まえぐらい明るくしろよ」と、ご亭主からきつい注文まで出る始末である。

毎朝、母親の暗い顔を見る子供もつらいだろう。幼稚園に行っても元気がないという。

「家庭でなにかあったのですか。お子さんがすっかり泣き虫になっちゃって」と、幼稚園の先生からも、それとなしの問い合わせがきた。

「あんな小さくても、母親の顔色が読めるのかしら」

彼女は子供心の敏感さに驚き、なにか改善策はないかとひとりで悩み出してしまった。

●なぜ〝頭が重い〟と感じるのか

そこで始まったのが、病院めぐりである。数多くの有名病院、大学病院も訪れた。もちろん、いろいろ精密検査も受けた。当時最新だったCTスキャナーでも調べてみた。いずれも結果は異常なし。さちに心理テスト、性格テストと精神科にまで足をはこんだそうである。

「結局、わからなかったんです」。しかし、わからないではすまされない。病院めぐりが一年以上になると、納得できない。それも原因不明のままではなおさらだ。社交的で明るかった彼女はすっかり暗い女性に変身してしまった。

医者がダメならば、神仏しかない。すすめる人もあって、彼女は宗教にこり出した。悩みが大きく頑固であるほど、宗教に身が入りやすい。家庭のなかにはこれまでになかった仏壇もでんと置かれて、彼女は仏の道をつきすすんだのである。

人間はとかく弱い。宗教も決して悪くはない。彼女も当時をふり返って、「決してムダだったとは思いません。それなりに心も落ちついたし、仏さまの道を知っただけでも、いい人生勉強になりました」といっている。

心の落ちつきは取りもどした。性格も一時より明るくなり、家庭にもそれなりの平和がもどってきたのだが、変わらないのは頭の重さである。

すすめる人があって、そんな彼女が私のところへきた。なにしろ医学界の碩学たちがいろいろ調べた末の診察である。なにをたずねても目新しいことが出てくることもない。あでもない、こうでもないと、本当に私は困ってしまった。

事実、残された手はまったくなかったのである。

●誰も知らなかったこの〝犯人〟

だが、私を信頼してくれたからこその紹介である。生半可のことではすまされない。

えい、ままよ。診断に困ったときは原点にもどるべし。こんな意気ごみで彼女をもう一度診察ベッドに寝かせた。いや、正確には寝かそうとした。

常識ではあるが、診察ベッドの上にいくのに衣服のままでは不都合である。どうしたものかな、と彼女の病気を案じつつ、彼女の衣服のぬぎ方を見ていた。

見ていたといっても決して観察といった鋭い目ではない。ただばく然と、といった形容が正しいだろう。ところが私の目に、変な光景が映し出されたのである。

彼女について、私は本当にいい勉強をさせてもらったと思っている。

彼女のほうは病院をめぐりにめぐって、私のところにきた。おまけに私の問診だって決して新鮮さは感じられなかったはずだ。追い討ちのように再度の診察ベッド行き。彼女も少々やけ気味になって、いやいや衣服をぬぎ始めるのが、強く感じられた。

彼女は衣服をぬぐとき、決まって右腕からぬぐ。ちょっとまてよ。少し変だぞ。右腕を袖から抜くとき、首が引っぱられるような形になる。まるで首の筋肉がこわばっているみたいだ。

上着のときも、ブラウスのときも、同じように首がわずかではあるが引っぱられるようだ。いや、ようではない、たしかに引っぱられている。

もう私の視線はばく然とではない。闇夜に光を見た目といったぐあいだ。吸い寄せられるように診察ベッドで横になりかけた彼女を、再びイスに座らせた。

私の両手は彼女の首、肩をさぐっていた。指先に感じるのはたしかにシコリである。なでまわすようにさぐっていくと、首、肩にシコリがあるではないか。

「奥さん、肩、コリますか」。本当に唐突な質問だった。「いいえ」。これまた木で鼻をくくったような返事が返ってきた。

「では、ここを押して痛む？」

彼女はどうでもいいといった感じながら、軽くうなずいた。私の指はいそがしく動いている。シコリ探しである。

ここまでくれば、この話は終わりだ。彼女の頭重感の原因はシコリだったのだ。肩や首の回りのコリ、シコリだったのである。

シコリやコリがあってもコリ感を伴わない人はたくさんいる。彼女もそのひとりだったのである。

コリ感こそなかったが、首、肩のシコリは彼女に軽いけれども確実に頭重感をもたらせていたのである。

●コリを軽視した、かつての西洋医学

充分に眠っている。熟睡もしている。それでも頭がスッキリとしない。朝、頭重感がある。

こんな感じのある人は、必ず首コリ、肩コリ、上半身を中心に、からだ中のコリを調べてもらいたい。コリの自覚があろうとなかろうと、である。

コリが不眠のかくれた原因となることは、前に話した通りである。脳の血液補給路は首だけ。その首にコリが発生したら、血液補給路はただちに細くなる。そして脳内の軽い血液不足が不眠をつくり出す。

また、首は頭部の土台である。頸部にコリがあれば土台が揺らぐ。揺らぐ土台の上にのる頭に頭重感が生じて当然である。

同じ原理だが彼女の場合はコリ、シコリもわずかだったため幸運にも不眠までいかず、朝の頭重感という形で現れたのだ。

かつての西洋医学では、コリを軽視する傾向があった。その軽視が彼女を悩ませたのである。

東洋医学を見直した現在ならば、医局のフレッシュマンでさえ発見できたであろう。

Ⅵ

驚異的な体力回復ができる決め手はこれだ！

一〇〇％疲労を回復するこの眠り方

●眠るからこそ長生きできる！

これまで眠りについて、いろいろ勉強してきた。だが、まだ不足だ。たとえば〝なぜ眠るのか〟といった単純な答も出していない。

眠りとは人間をふくむ動物にとって、いったいどんな働きをしてくれているのだろう。野生動物の生活状態を見ているかぎりでは、「あまった時間」らしい。動物は交尾、出産、飼育、そして食物をさがす時間のあまりを、眠りに当てている。

なんだ、余分な時間か、とバカにしてはいけない。眠りが貴重なもの、重要なものと野生動物たちも気がついたために、彼らは群れをつくり始めたのである。群れをつくることによって交尾、出産、飼育、摂食をより容易に安全にし、あまった時間をたくさんつくり、眠りにはげんだのである。

動物界には群生しない動物も少なくない。非群生動物が群がらないのは強いからだと思われがちだが、これは違う。眠りの重要さに気づかないためかもしれないと、私は考えている。

非群生動物は一般に短命である。群がっていれば、もっと寿命をのばせたにちがいない。動物園にいる動物たちは野生界と異なり、より長い寿命をもつといわれている。摂食の苦労はなく、交尾の相手はちゃんと探してくれる。出産だって助産師さんがいる。その気になれば育児も〝人手〟にゆだねられる。

これは〝あまった時間〟が長くなり、より多く眠れるため長寿につながっているのだろう。

眠りには強い修復能力がある。眠りが長くなれば、それだけ修復力が強く働く。結果として動物たちの寿命がのびるのだ。

寿命がのびるとすれば捨ててはおけまい。眠りの修復能力について考えてみよう。

人間は病気の原因に取り囲まれているといって過言ではない。細菌、外傷はもちろん、温度、湿度、光、音、さらには衣、食、住。病気の原因とならないものはない。

加えて、感情という精神的ストレスまで病気に参加する。まったく病気にならないほうが不思議なくらいである。

ところが、数えきれないほど多くの原因のなかに生活しながら、本当に不思議なくらい、われわれは病気にかからない。理由は眠りの修復力をふくめた自然治癒能力がフル回転しているからだ。

自覚しない程度の小さな病気は日常茶飯事である。だが、小さな病気を大きくしないためにも自然治癒能力は大活躍してくれている。

また、私たちの生活のなかで、労働と疲労は切っても切れないものとなっている。働くから疲れ、疲れを回復して再び働く――というと、働き蜂的精神から見れば、どうしても労働のほうが重要に思われがちだ。だが、生理的にはまったく逆で、疲労回復には想像以上の重い比重がかけられている。

そして、私たちが病気になる場合、疲労がなんらかの形で関係してくる。それもそのはずで、疲労は自然治癒能力と深いつながりをもっている。疲労がたまってくれば自然治癒能力は自動的に低下する。そして、周囲を取り囲む原因たちはただちに体内へ侵略を開始する。

さらに自然治癒能力の低下をよいことに、被害を大きくして、病気をつくり上げてしまう。

●自然治癒力が高まるとき

自然治癒能力は総合体力の結果として生まれてくる。そして、眠りは総合体力向上に不可欠なものである。眠れば疲労は回復し、回復すれば自然治癒能力も向上する。

では、なぜ眠れば疲労が回復するのだろう。理由は次のように考えられる。

まず、睡眠中には疲労生産が最少になるためだ。眠っているあいだは諸器官の活動レベルは極端に低下する。人体のあらゆる行動のなかで、「眠り」がレベルは最低といわれている。活動レベルの低下、つまり労働が少ないのだから、当然疲労も少ないわけである。

疲労が少なければ、回復作業にもがんばれる。

このがんばりを上手に利用したものが、病気治療によく使われる「安静」である。安静にして、体力の無駄な消耗を防ぎ、残った力の全部を回復に使う。そして病気全快。

だが、高齢の場合、そう簡単に行かない。安静の陰には諸器官の活動レベルは極端に低下という事実が見え隠れする。

諸器官の活動レベルの低下が、安静の効果を超えれば、悪化が残る。高齢者の加療中には「全身リハビリ」という言葉がよく使われるが、その意味は、安静による諸器官の機能低下を防ぐことである。

疲労回復はりっぱな労働である。労働ということに疲労はつきもの。疲労回復のための作業による疲労、といった珍現象も考えられる。

いずれにしても、疲労が少ないことは回復作業にとってきわめて有利である。また、生体にとって非常に健康的でもある。体力のムダ使いも最小限ですみ、自然治癒能力は本来の個体防衛という大目的のためだけに力を注ぐことができる。したがって病気になりにくく、健康づくりも容易になるのである。

私は眠り下手に悩む人には次のようにアドバイスしたい。理由はともかく、不幸にして眠れなかったら、かつては「起きてはいけない」が原則だった。床に入って、おとなしく横になっているべきだ、おとなしくしているだけでも疲労は回復するといわれていた。

現在では正反対の助言になっている。眠れなかったら、起きてしまえ。起きて本を読むなり、テレビをみるなりして、眠れない時間を有効に使う。眠くなったら、その時点ですぐ床に入るべし。

眠れないままに床にとどまっていたのでは、「眠れない」をさらに強く意識して、不眠はより進行する。

医学は日進月歩のスピードで進歩する。場合によっては、昨日の黒は今日の白にもなる。嬉しいやら恐ろしいやらの今日この頃である。

●「修復能力」がフル回転を始める！

注目すべきは、睡眠によって修復作業が能率アップされる点である。

疲労回復、自然治癒能力、修復能力とならぶと、なんだかややこしいと思われるかもしれない。ここで三者の区別をはっきりさせておこう。

修復能力とは自然治癒能力のひとつである。ここでは睡眠中にみられる自然治癒能力を修復能力と呼ぶことにする。また、疲労と自然治癒能力との関係は、さきにのべた通りである。したがって、睡眠中の修復能力は自然治癒能力となって、疲労回復と深いつながりをもつことになる。

睡眠中にはご存じのように諸器官の活動レベルが低下する。低下すれば、諸器官の活動のために多量のエネルギーが不要となる。そして不要となったエネルギーはすべて修復能力へと注がれる。

そんなおいしい話がと思われるだろうが、極端な痩せすぎは別として、普通の体格の人には、余剰体力がある。

睡眠中は食事なしだから、エネルギーは余剰体力から生まれる。諸器官はあまり働かなければ、余剰体力からのエネルギーは修復能力中心に使われるし、量的にも不足はないはずである。したがって睡眠中の修復能力はきわめて強く、疲労回復がスムーズになる。

以上のような理由から、睡眠は健康づくりのためには無二の味方となっている。

では、病気と睡眠との関係に目を向けてみよう。

丈夫なからだをつくる熟睡健康法

●神経症治療には睡眠療法が一番

現在、人類最大の難病はガンであるが、その征服の日は決して遠くない。では、次なる難病とは何だろう。これこそ神経症である。

神経症はまことにやっかいな病気である。理由は神経症の正体が無形だからだ。

なにしろ原因だって無形の精神的ストレス。無形の原因が集まってつくられたものだから、病気そのものも当然無形である。難病の代表者ガンは有形だから、病巣を切除するといった最終手段（手術）も可能だが、無形の神経症ではメスもふるえない。

やっかいな点は治療法ばかりではない。神経症の影響の大きいことは、驚くばかりである。

人間は感情の動物とはよくいったものだ。感情のもつれが精神的ストレスとなって、神経症は人体に広くひろがっていく。そして免疫力を大きく低下させる。問題のガンだって、その原因には精神的ストレスが引き金となっているという説もあるくらいである。

いや、ガンばかりでない。狭心症、心筋梗塞、高血圧症、メニエール氏病、ゼンソク、ジンマシン、消化器潰瘍、糖尿病といったところも神経症と関係が深い。さらに、「そのくらいで驚いてはいかん。すべての病気に神経症が大なり小なりからんでいる」とまで、ストレス学者はいい切っている。

これほどやっかいな神経症の正体は、脳の異常興奮の一語につきる。そして、異常興奮の引き金が精神的ストレスということになる。

要するに興奮と精神的ストレスがドッキングして神経症をつくりだすわけである。

ここで注目してもらいたい。現代ほど社会が複雑になると、精神的ストレスは増えることがあっても減ることはないだろう。そこで精神的ストレスを防げないのなら、脳を興奮しにくくすればいいではないか。

もともと、脳の興奮には自律神経や生活リズムが深くからんでいる。といえば、睡眠の名前が浮かんでくる。

事実、神経症の治療には睡眠療法が大いに取り入れられている。睡眠によって自律神経を調整し、神経症を治そうというのである。

本書を読まれて熟睡が可能になれば、もう安心だ。素早い入眠、深い眠り、そしてさわやかな目覚めさえあれば、神経症は自分から立ち去ってしまう。

●高血圧症の弱点は「熟睡」だった

ガンにこそ死亡率第一位をゆずったが、高血圧は依然として恐ろしい病気にちがいない。

高血圧症の終着駅は脳卒中だけではない。狭心症、心筋梗塞といった血管系の病気も仲間入りしているのである。

高血圧症は簡単にいえば心臓ポンプの圧力が高くなったものである。圧力が高くなりすぎて、脳の血管が耐えきれずに破れたものが脳出血である。また高い心臓の圧力で血管が詰まってしまったのが脳梗塞である。

また、高血圧は心臓自身にも大きな負担がかかる。高い圧力でポンプを動かすのだから当然だ。

心臓も働きものである。二四時間休みなく、何十年と働き続ける。だから、心臓自体にもエネルギーとしての大量の血液が必要となる。その大量の血液の通る血管が細くなったらどうなるだろう。

心臓ポンプはたちまちにしてエネルギー不足となって、ポンプ作用を中止するか減少することになる。

心臓自体に血液を送っている血管は冠状動脈と呼ばれている。冠状動脈の細くなったものが狭心症であり、閉鎖もしくは閉鎖に近くなって心臓の筋肉の一部が壊死してしまったものが心筋梗塞である。

狭心症、心筋梗塞には動脈硬化も深くからんでいるが、血圧が高いことも大きな要素となっているわけだ。

最近では高血圧は認知症にも絡んでいるとの研究結果もでている。

つまり高血圧は諸悪の根源といったところである。しかし、この高血圧が、眠りにたいへん弱いのである。なにしろ睡眠中は降圧作用をもつ副交感神経が優位となっている。また、諸器官の活動レベルは低下しているので、大量の血液を必要としない。したがって心臓ポンプもあまり働かなくてよい。

また、心臓ポンプの最大の抵抗となる血管（主として毛細血管）も、副交感神経の働きで拡張する。したがって心臓ポンプは抵抗が少なく、低圧で動けることとなる。

以上のように睡眠には強い降圧作用がある。昔から睡眠の降圧作用は着目されており、高血圧患者の熟睡、昼寝は大いにすすめられてきた。昼寝で眠れなかったら、せめて横臥するだけでも有効とされている。

いま、私の手元に『内科診療の実際』という書物がある。大正十一年初版以来改訂を重ね八十版にもおよんでいる。医学生の聖典であり、医師となったわれわれも常に手許におくといった実用書でもある。

その聖典に面白いことが書かれてある。「高血圧症の治療としては一年に一ヵ月、一週に一日、一日に一時間の仮眠を含む休養を、現在の生活にプラスすべし」と。

また、「睡眠は至上の安静」とまであり、仮眠よし、横臥だけでもよしと書かれている。

さすがわれらが聖典である。血圧と睡眠、休養について心にくいばかりに書きつらねてある。

もし、あなたが高血圧に悩んでいるとしたら、ただちに睡眠状態を改善すべきである。そして高血圧のもたらす害を少しでも減少してもらいたい。

●こうすればカゼは追っ払える！

カゼは万病のもとといわれながら、カゼぐらい軽視されているものはない。「これから大事な会議がありますす。注射でも一本うって出社しますから」といったぐあいである。

医薬の進歩していなかったころのカゼは恐ろしかった。少しでも間がわるければ、すぐ肺炎。この原理原則は、医学の発達した現在でも変わらない。

カゼが命取りとなった時代もあった。だが現代ならば大丈夫との安心は早すぎる。たしかに重症化しにくくなった。しかし、軽視がたたって、カゼが長びいたり、肺炎になったりすることは現在でも稀ではない。

カゼには安静が一番効果的である。くすりも不要のことがしばしばだ。だが、カゼの時期を見分けなければ、ただの安静だけでは治りにくいことも事実である。

安静、つまり臥床はカゼの初期に抜群の効果を見せる。
カゼには次のような段階がある。
まず、
(1)体表期。軽い熱、さむけに始まって頭痛、咽痛、節々の痛み。さらに鼻汁、くしゃみがある。せきはまだ気管支に炎症が至らないので、タンを伴わない。いわゆる〝カラぜき〟といった程度。
体表期のカゼには安静臥床が驚くほど効く。しかし、カゼぐらいと軽視して起きている人が多く、せっかくの治癒チャンスをのがしてしまう。
(2)気管支期。体表からやや体内に入ってきた時期。侵入部は主として上気道、すなわち鼻、咽喉、気管である。せき、タンはもちろん、上がったり下がったりといった熱型を示す。上気道から気管、気管支にまで病勢がひろがると、横隔膜にも病勢が飛ぶため、悪心、嘔吐、口苦、食欲不振といった胃症状が現れてくることもある。
気管支期になれば安静臥床だけではもの足りない。くすりの服用が絶対条件となる。くすりの効果を高めるためにも安静臥床は必要となる。
(3)内臓期。病勢も内臓深く入ってくるので胃腸型となる。すなわち前期の胃症状のほかに下痢、腹痛といったものが加わってくる。熱も上がったり下がったりといったものから一変して、高熱がつづく。ときにはうわ言すら現れてくる。

ここまで病勢が広がる前に、肺炎併発の恐れもある。

この期にくるまでカゼを大きく育ててはいけない。どうしても体表期で治すべきだ。

「ひと晩グッスリ眠ったら治った」というのも体表期なるがゆえである。カゼをひいたら、まず臥床。できることならグッスリと眠りたい。

睡眠は至上の安静ということばもある。くれぐれも軽視して、カゼを気管支期、内臓期にまで育てないでほしい。重症期に入れば治癒も難しくなるし、思わぬ余病も現れてくる。

カゼが万病のもとにあらず。軽視こそが万病を誘う。

●内臓疾患にも威力を発揮する臥床安眠法

カゼの項で少し内臓に触れたが、臥床安眠は内臓疾患すべてに有効である。

胃潰瘍、十二指腸潰瘍には安眠、熟睡がなによりのくすりとなる。もともと、消化器潰瘍は、心理的ストレスによるケースが多い。それだけに熟睡は必要だ。熟睡中には精神も安定し、潰瘍に対して計りしれないほどの効果を見せてくれる。

かつて私の友人の医師で睡眠療法だけで潰瘍を治す実験をしていた人がいた。彼の言によれば効果はかなりのものだったという。

「消化の良い食事と安眠だけで治るんだからね。こっちのほうが驚くよ」とも言っていた。肝疾患にも安眠は欠くことができない。肝臓には面白い宿命がある。肝臓はご存じのように人体中の一大生化学工場である。解毒、栄養貯蔵といったぐあいに数十種類の仕事をこなしている。それだけに多忙であり、多忙ゆえに一度肝疾患におかされると治りが悪くなってしまう。

しかし、休養が肝臓病治療の基本であることは変わりない。肝臓の快復力はすばらしい。1/3または1/4を切り取っても回復する。

ところが肝臓には逃れがたい宿命がある。「肝臓の肝の字は癇癪持ちの癇の字」といわれるくらい、神経性ストレスの影響が大きい。

ここで思い出してもらいたい、神経性ストレスの妙薬は熟睡であることを。

都合よく、睡眠中は諸器官の活動レベルも低下する。低下は休養につながり、治療の道をすすむことになる。

また、肝臓の「肝」は癇癪もちの「癇」に通ずるから、妙に怒りっぽくなって精神が不安定になる。精神不安定にたいしては睡眠が大いに活躍することはご承知の通り。癇を鎮めて肝を治す。睡眠ならではの肝臓治療ではないか。

●いびきはこんなに簡単に治せる！

よほど満足したのだろう、軽いいびきが聞こえ出した——という程度のいびきならたいへん結構である。

ところが、いびきの世界には結構どころか迷惑のかたまり、さらには命取りにもつながるものがある。

隣りのいびきはたいへんうるさいものだ。音がすさまじいばかりが問題ではない。こちらが眠れないのだから、余計にうらめしく感じてしまう。

中等度睡眠期より深い眠りになると、たいていの人はいびきをかき出す。理由はのどの筋肉がゆるみ（深い眠りになればからだ中の筋肉がゆるむものだが）、ゆるみが舌の筋肉にまで及び、舌根が咽喉の空間、すなわち空気の通り道を狭めてしまう。空気の通り道が狭くなれば、口笛方式で音が生じる。これがいびきの原点である。

ここに軟口蓋の振動まで加わるから、いびきはさらに賑やかになる。

また、咽喉の空間、すなわち空気の通り道が狭くなりすぎれば睡眠時無呼吸症候群も現れる。無呼吸症候群については、後述する。

いびきを分類すると「突発型」と「常習型」になる。突発型は一時的なもの。気温、湿度、寝具の条件、疲労、飲酒、過食などが原因になっている。一時的なものだし、健康上にはあまり問題がない。

困るのは常習型である。常習型の多くは鼻や咽といった上部気道になんらかの異常がみとめられる。さらに肥満、高血圧、動脈硬化症、糖尿病といった全身的な病気が六十％以上の高率で常習者に発見されている。心あたりのある人は一度検査をしたほうがいい。

原因となるべき病気がない場合のいびきは、訓練しだいでかなり治る。いびきをかき始めたら、枕をはずす、顔を横に向ける、からだをゆするかする。こんな簡単な方法でも、結構いびきは治ってくれる。

いびき専門医によれば「早期治療が一番。習慣になってしまうと枕をはずすなどの一連の軽い矯正では、一時的な効果しかない」とのことである。

私の友人の母上は、約二ヵ月間、嫁入り直前の娘さんの隣りで寝ずの番をし、いびきが始まったら前記の矯正をつづけたそうだ。そうしたら、相当頑固ないびきも治って、娘さんは嬉しい結婚生活をおくれたと聞いている。

いびきには自己矯正法があまりないのが難点といえるだろう。隣りにいる人の手をかりて、早めに治すよう心がけてもらいたい。


難物中の難物、不眠に「睡眠時無呼吸症候群」というものがある。読んで字のごとく、睡眠中に度々呼吸が止まるという症状である。問題は度々止まる回数である平均一晩三十回以上の呼吸停止があれば睡眠時無呼吸症候群と診断される。呼吸停止の回数も問題になるが、停止時間も重要問題である。

睡眠時無呼吸症候群になると、停止時間も並みのものではない。五秒や十秒ぐらいなら健康な人だって止まることがある。本症では呼吸停止が百秒にも及ぶことも希ではない。三十秒も無呼吸となれば、いくら眠っていても息苦しくなるものだ。それが百秒とあっては大変である。息苦しさは極限に達し、急いで空気を吸いこむことになる。その音が高いびきに聞こえる。

睡眠時無呼吸不眠では、息苦しくなって大いびきとともに目が覚める。こんなことをひと晩に三十回以上もくり返すといわれているのだから、どうしても睡眠不足になり、頑固な不眠症状を呈するようになる。

アメリカの調査では六十歳以上の老人の三人に一人は無呼吸の傾向があるといわれている。ちなみにひと晩に三十回も目が覚めればそのたびに血圧は上昇する。心臓にしてみればショックの連続で、死にもつながりかねない恐ろしい不眠である。

いびきだって命取りになることもあるから、注意したい。

●〝安眠〟に欠かせぬ寝相とは

寝相はもちろん病気ではない。だが、病気と関係がなくもない。いくら大の字型が熟睡の寝相だとしても、激しい腰痛時には不向き。膝を曲げ背を丸くしてエビのようになって眠ると、腰の筋肉がゆるんでラクになる。

古い西洋の諺に次のようなものがある。「王者はあお向けに眠り、賢者は横向き、そして金持ちは腹ばいに眠る」

米国の有名な精神分析医が寝相と性格について面白い報告をしている。
①王者型（大の字型）。おおらかな性格で自尊心が強い。行動的だが粘り強さに欠ける。
②完全胎児型（コの字型）。からだを丸くして眠る。腰痛タイプともいえる。内向的で

依頼心が強く、保護されたい願望が大きい。
③半胎児型（くの字型）。両手を顔の横に当てるようにして眠る。全体的に完全胎児型ほど丸くならず、くの字型となるのが特徴。性格は温和で順応性に富む。精神的にバランスのとれた円満型といえる。
④うつ伏せ型。自立心が強く几帳面で潔癖な性格。几帳面だからこそお金もたまるのかもしれない。
熟睡のためには、王者型が最高。手足を目いっぱいのばしたラクラク姿勢である。同じ曲げるのでも完全胎児型はいきすぎだ。曲がることが刺激となって眠りをさまたげる可能性もある。どうしても曲げたいならば、せめて半胎児型に止めてほしい。

うつ伏せ型はいびき防止として、ひところアメリカでもてはやされたが、現在ではどうも分が悪いようだ。いびきの音がベッドにさえぎられて低くなるだけで、いびきをかくことには変わりがなく、むしろ、心臓や肺、胃に圧迫が加わって、熟睡どころか寝苦しい状態になるとの報告もある。慣れもあるだろうが、やはり眠るときぐらい王者でいたいものである。

ところが王者らしくといわれても、寝相はそう簡単に決まらない。人間には寝返りという生理現象があるからだ。一説によれば寝返現象の回数は、小さなものまで入れれば数百回にも及ぶという。

ベッドに入ったときは王者型でも、一晩の間にあちらを向いたりこちらを向いたり。しかも目覚め時には元の王者型に戻っているという。そして本人は「私は寝相がよい」という。だからこそ寝相判断は難しいのである。

●眠っているあいだに腰痛、肩コリを治す法

腰痛時の寝相は前に話したエビ状が最高だろう。しかし、あえてこの寝相がいちばんとは決めがたい。

人間はいつでも痛みからは逃げだしたいと願っている。願いは眠っている間も変わりはない。痛みのためにあちらにゴロリ、こちらにゴロリと輾転反側しているうちに、自然と痛みが最も少ない寝相へとなるものである。そして、エビ状となる率が最高というわけなのである。

だが、腰痛防止の寝相とは正しくない表現である。正しく腰痛防止の寝返りである。

世に慢性の腰痛に悩む人は非常に多い。寝方を工夫して腰痛発作が防げたら睡眠健康法

も面目躍如、といったところである。

腰痛防止のコツは、保温と寝返りにある。

腰痛の「痛」を消すものは血液循環である。腰部に何らかの原因で痛みが発生する。すると、いやでも腰の筋肉は固くなる。これは筋防御といって、次に来るかもしれないショックへの対応策である。

対応策はたいへん結構。だが欠点がなくもない。筋肉は固くなれば、筋肉の中を走る血管は圧迫されて血行が悪くなる
血行が悪くなれば、腰痛を生み出して発痛物質を押し流せない。押し流せなければ発痛物質は溜まり放題になって、腰痛は続く。これは困った。

そこで血行を盛んにして、発痛物質を押し流す必要がある。そのために、もっとも重要なことは筋肉を動かすことである運動である、
ところが睡眠中は丸太を転がしたように眠っているのだから、運動はない。

運動がなければ発痛物質を押し流せず痛みは増すばかり。

こんな窮状を救うものが寝返りである。寝返りこそ、睡眠中の運動である。

「私は寝返りを知らない。目覚めたときも、寝たときの姿勢のままだから、寝相がとても

良いのです」

これは明らかに誤解である。前に述べた通り、一晩に数十回、数百回も寝返りを繰り返すのだ。朝には元の入眠時の姿勢に戻っているだけの話である。

寝床、またベッドも、寝返りや腰痛と深い関係がある。

痛む腰をさすりながらベッドに入る。このときベッドが焼きたてのパンのように柔らかければどれほどラクだろうと思いたくなる。

事実は正反対。焼きたてのように柔らかいベッドでは体が沈み込んで身動きが取れない。もちろん寝返りもゼロ。こうなると、体の下側は体重によってベッドや寝床に押しつけられたようになる。血管も体重に押しつけられてペシャンコ。

筋肉も動けないし血管も圧迫されて、血行は不良になる。朝には腰痛に悲鳴を上げるだろう。

私の後輩で外科の教授も腰痛に悩んでいた。彼の治療法はベニヤ板。ベニヤ板の上に毛布を敷いて眠るのである。

彼曰く「ベニヤ板は適当に曲がるが、体は沈まない。寝返りも打ちやすく、お陰で腰痛ともおさらばできました」

寝返り運動の効果が抜群である。固いベッドに変えただけで治ったり軽くなる腰痛は非常に多い。ベッドの固さの目安は、寝返りをうちやすい程度、とすればよいだろう。

腰痛の原因の八十％は不明だという。最近整形外科では、腰痛と心の動きを重視している。いわゆる心理的腰痛である。

心の動きとあれば、睡眠の出番でもある。熟睡と適当な寝返りは腰痛の妙薬と豪語する整形外科医も少なくない。腰痛に苦しむ方は、寝方や寝相を換えてみる工夫も必要である。世に慢性の腰痛に悩む人は非常に多い。寝相を工夫して腰痛発作が防げたら睡眠健康法も面目躍如、といったところである。

腰痛防止のコツは、保温と、腰椎に過度の前彎姿勢を与えないことである。もともと背骨には三種類のカーブが組み合わされた生理的彎曲がある。いかなる事情であろうと、生理的彎曲が乱れれば非生理的となる。そして腰椎で乱れが激しければ腰痛発作に結びつく。

背骨の生理的彎曲は頸椎部の前彎、脊椎部の後彎、そして腰椎部で再び前彎となる。腰痛防止には腰椎部の前彎が過度でもいけないし、もちろん反対の後彎になっても困る。

普通、あお向けの王者型で眠るときには、膝の下に枕を入れたほうがいい。膝が曲がると自動的に腰椎の前彎がゆるんで、腰部筋肉に負担の軽い姿勢となる。

また、うつ伏せ型では下腹部に枕を入れてやる。下から腰を押し上げるような形となって、腰はラクラク姿勢が取れる。

いずれにしても柔らかすぎるベッドは厳禁だ。あお向け、うつ伏せ、横向きいずれも柔らかすぎるベッドは好ましくない。重い腰部が柔らかいベッドに沈みこんで、腰の筋肉への疲労が強くなってしまう。

肩痛の代表的なものは五十肩だろう。五十肩は起きているときもつらいが、床に入っても決してラクではない。

特に王者の寝相では、痛む肩が後方に沈み込むため、眠れないほどの痛みが現れる。こんな時は痛む肩の下に小枕を入れる。小枕によって、痛む肩は持ち上げられる形になり、痛みは激減する。

小枕がなければ、座布団でもよろしい。症状にあわせて、小枕の大きさも変える。五十肩に悩む方はぜひともお試しいただきたい。

●就寝前の軽い体操でコリをシャットアウト

肩、腰をふくめて日本人にはコリに悩まされている人が非常に多い。そして、コリは不眠の原因ともなっている。熟睡はコリ防止の決め手ともいえる。

コリは肩や首ばかりでなく腰コリもある。筋肉性腰痛である。そしてコリの正体は血行不良の一語に尽きる。

血行不良の結果、筋肉内にうっ血が生じ、血行不良はさらに増す。ついには筋肉内の炎症が生じ、コリの数段上の結合織炎《けつごうしきえん》という病気になる。

もちろん、ここまでの放置は許されない。火事と同じく、初期消火が重要なのである。といっても一日中運動ばかりも困るし、連続マッサージではかえって害が出る。

やはり熟睡に頼ろう。熟睡中は副交感神経支配が高まるから、緊張も消え、血管は拡張傾向になる。これでうっ血の心配は大幅に減るだろう。加えて、睡眠中の寝返り運動があれば、かなり頑固なコリも消えてしまう。

うつ病は不眠から始まる例が多い。逆に肩こり、首コリに悩む人には、うつ傾向が多く見られる。

うつ病の中には、心因性身体痛という症状が見られることがある。心因性疼痛とは、器質性病変のないものである。わかりやすくいえば、どこにも悪くないのに痛むという、厄介な症状といえる。

「異常なし」と診断されても痛いしコリも激しい。こんな訴えのある人は、是非とも眠りを再考すべきである。

「私は人が驚くほど眠っています。それでも足りないのですか」

問題は眠りの質である。長時間眠ったから良いというものでない。質の悪い眠りや浅長の眠りでは、症状改善もないだろう。諸病の妙薬となる眠りは熟睡である。心地良い目覚めを伴う熟睡である。

老人には、からだの各部に、変形性関節症という病気がつきまとう。変形性脊椎症、変形性膝関節症など。

変形性疾患の多くには、二峰性という痛みを伴う。二峰性の痛みとは、朝と夕の二回の痛みの意味である。

起きてみると、持病の腰が痛む。その痛みをなんとかこらえて動いていると、、いつとはなしに消えていく。やれ嬉しや、治ったのかな。いや時間とともに、夕方になると再び腰が痛み出す。やはり自分は腰痛と縁が切れないのだと、寂しく諦める。

いや、ここで諦めてはいけない。二峰性の痛みの正体は、実にたわいのないものなのだから。

痛みの原点である腰にしろ膝にしろ、その内容は関節である。関節は骨と筋肉、腱、靱帯などの軟部組織で構成されている。軟部組織の中には神経も含まれる。

変形性とは、一種の老化現象である。老化によって、骨はもろくなり、骨の端からは「骨棘」という棘のような出っ張りも生まれてくる。

骨そのものも、やや押しつぶされたように変形する。しかし、骨が変形しても体重は変わらない。つまり、変形した骨に体重という重荷が容赦なくのしかかるのである。

それでも関節は戦う。弱々しくはあるが、体重を支える。戦える理由は、骨の弱った分だけ、筋肉を主体とする軟部組織が頑張るからである。

だが、軟部組織の筋肉には、少しでも血液循環が滞ると、「コリ」という宿命症状がある。

睡眠中は、寝相が悪く、ベッドを二、三回転するほどの人でも、運動量が低下する。

つまり「寝コル」のだ。

骨は老化にあえぎ、筋肉が主体の軟部組織には「寝コリ」が襲いかかる。これが、朝の痛みの正体である。

夕方の痛みは、疲労性のものである。昼間は立位姿勢が多い。体重は、腰や膝を直撃する。それを受けて立つ筋肉は疲労困憊。その結果、痛みが生じる。

二峰性の痛みの正体は筋肉にある。ならば、筋肉を動かして、すなわち運動をして、筋肉に血液を送り込もう。

正解である。

だが、運動のタイミングが重要になる。運動をすると、体温が上がる。体温が上がったままでは、入眠が困難になる。

そこで。入眠一時間くらい前に簡単ストレッチを行う。ここで注意。明日の痛みを少しでも減らすために、充分すぎるほどの運動をしたくなる。これは誤りである。

熟睡があれば筋肉は弛緩（緩む）するのだ。弛緩すれば、イヤでも血液循環量は増加する。おまけに我には、その増加を促進する寝返りがある。

睡眠前の軽運動、筋肉を緩める熟睡、おまけに寝返りが揃えば、二峰性の痛みもこわくない。

簡単ストレッチや柔軟体操は交感神経の興奮なしで行えるから、入眠に好都合。さらに翌朝の目覚めもさわやかになり、朝のこわばりも消えてくれる。

現在、最も進んだ柔軟体操はストレッチ体操といわれているが、ストレッチ以外でも軽い体操ならば、どんな体操、運動でもよろしい。あれこれ難しいことは言わない。全身を柔らかくムリなく動かせばよろしい。

●夜尿症に特効がある半睡時催眠法

同じおねしょでも四歳以前なら無罪、四歳以後では夜尿症という病気として扱う。

坂本龍馬は大人になってももらしたから、そのうちに治る、とは誰しも口にすることである。が、本人もかわいそうなら母親も大変だ。治るものなら一日も早く夜尿とは縁を切ったほうがいい。

大人の夜尿は非常にやっかいだ。おまけにからだに異常がある場合が多いので、恥ずかしがらずに専門医の門をたたくべきである。

しかし、小児の場合は事情が一変する。原因はすべて親の怠慢、しつけ不足からである。

実名をだして申し訳ないが、テレビの司会で有名だった桂小金治氏もかつてのおねしょ組である。ところが氏の場合、一度の荒療治で治ったという。

小金治氏のおねしょを見つけた父親が、小金治氏の鼻をおねしょにぬれたフトンに押しつけていったものだ。

「犬ころだって自分の便所を知っている。人間のお前がなんだ。恥を知れ」

このひと言で氏のおねしょはいっぺんに治ってしまったそうだ。

まさに父権回復。かかる勇気ある父親が、最近クスリにしたくもいなくなってしまったが、そのしわ寄せをくう担当医や子はたまらない。

夜尿治療の第一歩は恥を知ることから始まるといわれている。戦陣訓のなかにだって「恥を知るものは強し」とあるではないか。

恥を知らせるのはなにも夜尿を公表することではない。毎夜目覚めさせることにある。それも起こすならば完全覚醒としたい。完全覚醒の証として、トイレになにか品物をおいておく。トイレの品物を翌朝おぼえていれば合格である。覚えていなければ、おねしょ奨励になってしまう。

あくまでも放尿は覚醒時に行わなければいけない。はっきり目覚めてはっきり放尿、これこそ治療のコツである。

といっても、治療は主として小学生が対象だろう。現在はいじめっ子社会である。下手に公表しようものなら、いじめっ子が待っていましたとばかりに、襲いかかる。要するに桂小金治師匠のような穏やかな時代ではないのだ。

四、五歳のおちびのおねしょ退治には、「半睡暗示療法」が有効になる。

もともとおねしょには、催眠法類似の暗示療法が効果的である。しかし、催眠療法はテクニック的にも一般家庭ではムリである。

そこで自然の催眠状態を利用して暗示をあたえることとする。それには半睡時をねらえばいい。半睡時は意識があるようなないような時期、つまり浅い催眠状態ということになる。ここで直接暗示を行う。直接暗示とは子供のおなかに母親が手を当てて、「こうすれば必ずおねしょは治るよ。いい子はおねしょをしない」といったぐあいのものである。おねしょをしないと直接的に暗示をするので、その名がついている。

母親は暗示療法のプロではない。しかも相手は半睡状態。とても一回の暗示で完治は無理である。反復施行が必要となる。

「おねしょは治るよ」を繰り返す。何度も何度も繰り返す。期間にして一ヵ月ばかり。中には頑固なおねしょもあるから、二、三ヶ月は覚悟する。たいていのおねしょは、この方法でかたがつくだろう。

半睡時暗示にはうれしいおまけがつく。添い寝の効果である。

添い寝は一部の哺乳類にしかない高等育児法である。それだけに子供に安心感が生まれて親子のつながりは強くなる。強くなれば暗示効果も絶大となって、おねしょも治りやすい。ぜひ、試してもらいたい。

これまでに睡眠の多くの顔を見てきた。

睡眠には、はかりしれない力が秘められている。眠り下手を脱却することはもちろん、さらには秘められた力を引き出して健康づくりに役立ててもらいたい。

長い間、お読みいただいて有難うございました。本書が少しでも眠り下手の改善に役立てば、望外の喜びです。

今夜は、ぐっすり眠れるよう、心からお祈りいたします。

参考文献

『医学大辞典』 南山堂
『生理学』 真島英信 文光堂
『眠る本』 神保真也 徳間書店
『不眠に打ち勝つ法』 ケイス・エリス 講談社
『情動のしくみと心身症』 樋口正元編 医歯薬出版
『メディカル・トリビューン』 メディカル・トリビューン日本文社
『心のプリズム』 朝日新聞科学部 朝日新聞社

あなたは5秒で熟睡できる

著　者　松原英多
発行者　真船美保子
発行所　KK ロングセラーズ
東京都新宿区高田馬場 2-1-2　〒169-0075
電話（03）3204-5161（代）　振替 00120-7-145737
http://www.kklong.co.jp
印　刷　大日本印刷(株)
製　本　(株)難波製本

落丁・乱丁はお取り替えいたします。
※定価と発行日はカバーに表示してあります。

ISBN978-4-8454-5064-0　C2247　Printed In Japan 2018